国际糖尿病中心健康教育系列丛书

糖尿病患者自我管理实践

胰岛素的使用
Insulin
BASICS

原 著 International Diabetes Center
主 译 董建群
副主译 毛 凡
译 者（按姓氏笔画排序）：
    毛 凡　巫海娣　吴 蕾
    张 珊　姜莹莹　娄青林
    董文兰　董建群

国际糖尿病中心 International Diabetes Center（IDC） **著**
中国疾病预防控制中心慢性非传染性疾病预防控制中心 **组织编译**

U0268703

人民卫生出版社

英文版由国际糖尿病中心在 2014 年以 Insulin BASICS 的书名出版。
国际糖尿病中心将本书中文版的翻译权授予中国疾病预防控制中心慢性
非传染性疾病预防控制中心,上述单位对本书中文版负全责。

图书在版编目(CIP)数据

糖尿病患者自我管理实践. 胰岛素的使用 / 国际糖尿病中心
著;董建群主译. —北京:人民卫生出版社,2018
　书名原文:Insulin BASICS
　ISBN 978-7-117-25943-9

Ⅰ. ①糖… Ⅱ. ①国…②董… Ⅲ. ①糖尿病－胰岛素－用
药法－基本知识 Ⅳ. ①R587.105

中国版本图书馆 CIP 数据核字(2018)第 023154 号

人卫智网　**www.ipmph.com**	医学教育、学术、考试、健康,
	购书智慧智能综合服务平台
人卫官网　**www.pmph.com**	人卫官方资讯发布平台

糖尿病患者自我管理实践
胰岛素的使用

主　　译:董建群
出版发行:人民卫生出版社(中继线 010-59780011)
地　　址:北京市朝阳区潘家园南里 19 号
邮　　编:100021
E - mail:pmph @ pmph.com
购书热线:010-59787592　010-59787584　010-65264830
印　　刷:北京铭成印刷有限公司
经　　销:新华书店
开　　本:710×1000　1/16　**印张:**6.5
字　　数:120 千字
版　　次:2018 年 3 月第 1 版　2019 年 3 月第 1 版第 2 次印刷
标准书号:ISBN 978-7-117-25943-9/R·25944
定　　价:28.00 元
打击盗版举报电话:010-59787491　E-mail:WQ @ pmph.com
　(凡属印装质量问题请与本社市场营销中心联系退换)

We applaud your efforts to improve the lives of people with diabetes through education and awareness. Empowering patients with the knowledge, skills and confidence for optimal diabetes self-management is a noble cause that will be rewarded with improved health and prosperity.

——Richard M. Bergenstal, MD

Gregg Simonson, PhD

（国际糖尿病中心）

在这里，您将会收获一份知识，一份技能，一份关怀，一份成长，为您构建糖尿病患者的美好生活。

—— 王陇德（中国工程院院士 中华预防医学会 会长）

我们做糖尿病教育，不是为了告诉患者应该做什么，而是要告诉他们该如何去做，这本书做到了！

—— 孔灵芝（中华预防医学会 副会长）

传播知识，助力糖尿病教育实践；自我管理，促进糖尿病患者教育；以人为本，提高糖尿病患者生存质量。

—— 王临虹（中国疾控中心慢病中心 主任）

知行合一，知识改变命运。

—— 翁建平（中山大学附属第三医院 教授，主任医师）

授之以鱼不如授之以渔。本书实用的糖尿病生活技能将为您打开一扇通往美好生活的新大门！

—— 周脉耕（中国疾控中心慢病中心 副主任）

努力学习，不断实践。科学管理，事半功倍。医患同心，方能治病。健康与否，本人是第一责任人。让我们共同学习，了解糖尿病，战胜糖尿病。

——**许樟荣**（中国人民解放军第 306 医院 糖尿病中心主任，主任医师）

写在前面的话

北京的夏初，鲜花娇艳，绿叶葳蕤，洋溢着盎然的生机与活力。在这生机盎然的季节里，我们开始了这套糖尿病系列图书的译稿工作。

放眼天际，心情激荡。

小草纤柔、苍松傲然，春夏秋冬是大自然的脚步。人的生命亦是如此。幸福与磨砺、健康与疾病，人的一生难免经风沐雨，这些是构架生命的元素；生老病死，是生命的自然轮回！

著名诗人刘湛秋说，生命是一个人不可转让的专利。而我们要说，健康是这份专利的核心价值。

健康是握在每个人自己手中的一把金钥匙。有了这把钥匙，无论你是在经历疾病的坎坷还是命运的荆棘，你都可以活出生命的精彩！

如何让您拥有这把钥匙，正是编译此套教材的初心。

本套图书包括了《糖尿病患者自我管理实践——2型糖尿病》《糖尿病患者自我管理实践——胰岛素的使用》《糖尿病患者自我管理实践——妊娠糖尿病》以及包括糖尿病衣食住行九大方面知识技能的合订本《糖尿病患者自我管理实践——做自己的糖尿病管家》。该系列图书已在美国糖尿病病人日常管理使用多年，深入人心，备受广大读者青睐。

"他山之石，可以攻玉"。我们与美国国际糖尿病中心合作，将此系列图书翻译成中文，就是想让您以及更多的糖尿病患者掌握自我健康管理的金钥匙。

我们知道，此套图书称不上是您健康生活的饕餮盛宴。但是，我们真诚地希望通过此套图书，能够给中国的糖尿病患者及其家人，以及从事糖尿病诊疗管理的专业技术人员献上一份提升理念与技能的营养快餐。

掩卷长思，心存感激。

我们衷心地感谢美国国际糖尿病中心同道的鼎力支持；

我们向为本书的翻译、审稿、定稿工作日夜辛劳，付出了辛勤劳动的同事、学者和研究生们致以深深的敬意，同时，感谢参与本书审核的领导和专家！

"雄关漫道真如铁，而今迈步从头越"。

涅槃重生，我们满怀希望；春华秋实，我们深耕细耘！让我们共同努力，拥有自我健康管理的金钥匙，做自己健康的守门人。

董建群

2017年6月

原著编者

Anders Carlson, MD

Anthony Pojman, DPM

Arlene Monk, RD, LD, CDE

David Kendall, MD

David Randal, PsyD, LP, CDE

Diane Reader, RD, LD, CDE

Ellie Strock, APRN-BC, CDE

Gail Radosevich, RD, LD, CDE

Glenn Matfin, MD

Gregg D. Simonson, PhD

Jan Pearson, BAN, RN, CDE

Janet Davidson, BSN, RN, CDE

Jeanne Mettner

Jessica Conry, BSN, RN, CDE, CFCN

Jill Flader, MS, RD, LD, CDE

Karol M. Carstensen

Kathleen Reynolds, RN, CDE

Katie Colón

Kimberly Gunyou, RD, LD, CDE

Kristin Kunzman, PsyD, LP

Laurie Eckblad Anderson

Mamie Lausch, MS, RN, RD, CDE

Mary Droogsma, BSN, RN

Mary Van Beusekom

Mary Ziotas, RD, LD

Megan McGinnis

Molly Woodard

Nancy Cooper, RD, LD, CDE

Patti Rickheim, MS, RN, CDE

Peter Garske, MD

Richard M. Bergenstal, MD

Ronica Norton, RN

Ruth Taswell

Shareen Marshall, RD, LD

Shey Larson, NP, CDE

Stacey Seibel, PhD, LP

Stephanie Critchley, MS, RD, CDE

Susan Sorensen, RD, LD, CDE

Tricia Zubert, RN, CNP

William Borkon, MD

原著致谢

Anders Carlson, MD

Anna Vannelli, MS, RD, LD, CDE

Colleen Fischer, RD, LD, CDE

Deanne Kendhammer, RN, CDE

Diane Reader, RD, LD, CDE

Glenn Matfin, MD

Janet Davidson, BSN, RN, CDE

Janet Lima, MPH, RN, CDE

Jessica Conry, BSN, RN, CDE

Jill Flader, MS, RD, LD, CDE

Julie Sandlin, BSN, RN

Kathryn Hoepker, MSN, RN

Kristin Carlson, RD, LD, CDE

Kristin Kunzman, PsyD, LP

Lesley Johnson, RN

Mamie Lausch, MS, RN, RD, CDE

Marcia Meier, BAN, RD, CDE

Maren Nelson, RN, CDE

Margaret Powers, PhD, RD, CDE

Marlene Spates, RN

Mary Droogsma, BSN, RN, CDE

Mary Ziotas Zacharatos, RD, LD, CDE

Maureen Kayser, BSN, RN, CDE

Melissa Klohn, RD, LD, CDE

Michael Fischer, MS, RD, LD

Nancy Cooper, RD, LD, CDE

Nancy Waldbillig, RD, LD, CDE

Paula Ekerholm, MS, RD, LD, CDE

Richard M. Bergenstal, MD

Ronica Norton, BSN, RN, CDE

Stephanie Critchley, MS, RD, LD, CDE

Sue Sorensen, RD, LD, CDE

Thomas W. Martens, MD

致　谢

　　中文版能够顺利出版要特别感谢在书稿翻译过程中江苏省省级机关医院的娄青林、巫海娣，以及国际糖尿病中心（IDC）及 Jane Norstrom 女士给予的大力支持和帮助。

国际糖尿病中心介绍

隶属于 Park Nicollet 的国际糖尿病中心位于明尼阿波利斯的郊区。国际糖尿病中心可以为糖尿病患者、他们的家庭以及护理人员提供世界一流的糖尿病护理、教育和临床研究服务。因其拥有的国际临床、教育、产品和服务项目，该中心被国际界所认可。

国际糖尿病中心出版物

国际糖尿病中心为卫生专业人员和患者提供许多出版物。出版物包括糖尿病教育课程、数据收集表格、临床资源、教学工具、简易读本、糖尿病自我管理手册、我的饮食计划等等。这些产品获得的收益用来支持糖尿病研究和教育。

想了解更多关于国际糖尿病中心的信息，请访问：idcpublishing.com 或拨打电话 1-888-637-2675.

目　录

当您打开这本书的时候，意味着您可能已经知道您将要开始胰岛素治疗了。每个人的情况不同，可能您刚确诊糖尿病就需要使用胰岛素；也可能您已经患糖尿病好多年了，只是现在才刚开始使用胰岛素。不论您对胰岛素的了解有多少，本书都将给您提供帮助。

本书首先会讲解一些胰岛素和糖尿病的基础知识，还会讲解使用胰岛素时需要掌握的技能。您将会学到在使用胰岛素时如何记录血糖值、执行饮食计划以及如何进行身体活动。由于每个人的糖尿病病史不同，或许您对本书中的某些内容已经有所了解，那么阅读这部分内容有助于您重温这些知识和技能。

糖尿病的控制需要您和您的糖尿病管理团队的共同努力。您的糖尿病管理团队一般由以下人员组成：

- 主治医生（MD）
- 医师助理（PA）
- 执业护师（NP）
- 注册护士（RN）
- 注册营养师（RD）
- 糖尿病教育者（CDE）
- 心理医生
- 社会服务者
- 药剂师

您对胰岛素了解得越多，您就越能更好地管理自己的糖尿病。即使患有糖尿病，您一样可以享受健康、充满活力的生活。胰岛素治疗是开启健康生活的关键一步。

什么是糖尿病

　　糖尿病是指人体血液中葡萄糖（也称为血糖）水平过高的一种代谢状态。久而久之，高血糖就会引起许多健康问题。

　　了解人体如何利用葡萄糖的有关知识可以帮助您更好地认识糖尿病。首先，人体将摄入的食物分解为葡萄糖（葡萄糖是血液中糖的一种形式）；之后，人体血液的循环流动将葡萄糖输送到全身各处的细胞；最后，细胞从这些葡萄糖中获取能量。

　　人体胰腺（胃附近的一个器官）的 β 细胞分泌的胰岛素可以帮助葡萄糖进入细胞。胰岛素吸附在细胞表面，为葡萄糖进入细胞打开了一个通道。一旦葡萄糖进入到细胞中，人体就可以利用这些葡萄糖获取能量。

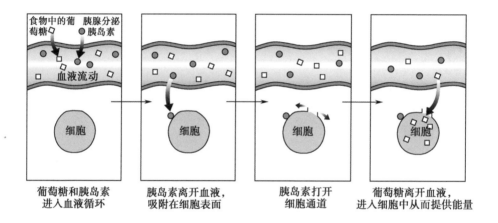

| 葡萄糖和胰岛素进入血液循环 | 胰岛素离开血液，吸附在细胞表面 | 胰岛素打开细胞通道 | 葡萄糖离开血液，进入细胞中从而提供能量 |

　　可能您的体内无法分泌足够的胰岛素，也可能您体内的细胞发生了胰岛素抵抗，从而导致葡萄糖无法进入到细胞中。当葡萄糖无法进入到细胞中时，血液中的葡萄糖水平就会升高，其结果就是糖尿病。

糖尿病的分型

糖尿病主要有 3 种类型，每种类型发生的原因各不相同。不能说某一种类型的糖尿病就更为严重。所有类型的糖尿病都会造成血液中葡萄糖水平的升高。

1 型糖尿病

1 型糖尿病表现为体内的胰腺无法分泌胰岛素，需要每天使用胰岛素。尽管 1 型糖尿病经常出现在儿童或 30 岁及以下人群中，但它也可以发生在各年龄段人群中。1 型糖尿病主要的危险因素是家族史，但也并不是所有的 1 型糖尿病患者都有家族史。

2 型糖尿病

2 型糖尿病表现为体内发生了胰岛素抵抗，葡萄糖滞留于血液中。久而久之，胰腺分泌的胰岛素越来越少。这种情况可能需要使用口服降糖药、非胰岛素类注射药物，或者胰岛素。2 型糖尿病主要的危险因素包括：年龄超过 45 岁、超重、糖尿病家族史、血糖升高史、糖尿病高危种族如非裔美国人、印第安人、西班牙裔或拉丁美裔等。

妊娠糖尿病

女性在妊娠时由于体内激素的变化而需要更多的胰岛素。而此时有些孕妇体内无法分必更多的胰岛素，她们的血糖水平就会升高，逐渐发展为妊娠糖尿病。妊娠糖尿病的主要危险因素包括：年龄超过 25 岁、糖尿病家族史、超重、高危种族。通常在婴儿娩出后，产妇的血糖水平就会恢复正常。但是，妊娠糖尿病患者日后发生 2 型糖尿病的风险较高。

糖化血红蛋白检测

　　糖化血红蛋白反映了您过去2～3个月内血糖的平均水平。糖化血红蛋白检测主要测量吸附在血红蛋白表面的葡萄糖数量。血红蛋白是人体内红细胞的一部分，主要用来向身体各部分组织输送氧气。当血糖水平升高时，会有更多的葡萄糖吸附于血红蛋白表面。您的糖尿病管理团队会检测您的糖化血红蛋白的值，如果确认糖化血红蛋白值大于等于6.5%，就可以确定您患有糖尿病。

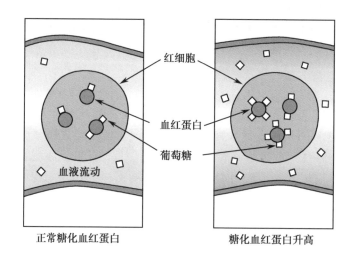

正常糖化血红蛋白　　　　　　糖化血红蛋白升高

　　每3～6个月可以测一次糖化血红蛋白。这项检查能够让您了解您的糖尿病治疗方案是否有效。正常的糖化血红蛋白范围为4%～5.6%[*]。对大多数糖尿病患者来说，糖化血红蛋白的控制目标应该是低于7%。但对于每个人来说，糖化血红蛋白的控制目标主要取决于个人的健康需要，所以糖化血红蛋白的控制目标可能会略有不同。

　　糖尿病管理团队会和您一起制定一个糖尿病治疗方案，以帮助您达到糖化血红蛋白的控制目标。一般情况下，人体需要几个月的时间才能达到这个目标。而糖化血红蛋白的每一点改善都将使您变得更加健康。

----

[*] 依据《中国2型糖尿病防治指南（2013年版）》，正常的糖化血红蛋白范围为4.0%～6.0%

血糖检测结果和糖化血红蛋白

当至少一半的血糖检测结果在目标范围内时，您的糖化血红蛋白一般也会在目标范围内。下面这幅图揭示了您每天的血糖检测结果和糖化血红蛋白之间的关联。例如，如果您的糖化血红蛋白在9%左右，那么您至少有一半的血糖检测结果在210～245mg/dl（约11.7～13.6mmol/L）的范围内。

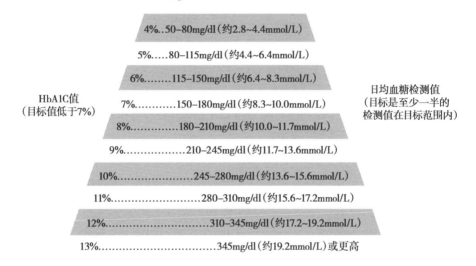

HbA1C值
（目标值低于7%）

日均血糖检测值
（目标是至少一半的检测值在目标范围内）

4%..50–80mg/dl（约2.8~4.4mmol/L）
5%.....80–115mg/dl（约4.4~6.4mmol/L）
6%........115–150mg/dl（约6.4~8.3mmol/L）
7%.........150–180mg/dl（约8.3~10.0mmol/L）
8%...........180–210mg/dl（约10.0~11.7mmol/L）
9%.................210–245mg/dl（约11.7~13.6mmol/L）
10%.................245–280mg/dl（约13.6~15.6mmol/L）
11%.................280–310mg/dl（约15.6~17.2mmol/L）
12%.................310–345mg/dl（约17.2~19.2mmol/L）
13%.................345mg/dl（约19.2mmol/L）或更高

每天测血糖有助于及时调整您的糖尿病治疗方案。如果您每天的血糖检测结果越来越好，那么下一次您糖化血红蛋白的检测值也将会更好。

糖化血红蛋白与平均血糖估计值

另外一个展示糖化血红蛋白检查结果的方式是平均血糖估计值（eAG），这个值的单位也是 mg/dl，代表了过去 2～3 个月内您血液中葡萄糖的平均水平。下表列出了糖化血红蛋白值和与之相对应的平均血糖估计值（eAG）。例如，如果您的糖化血红蛋白值是 7%，那么您的平均血糖估计值为 154mg/dl（8.6mmol/L）。

糖化血红蛋白（%）	平均血糖估计值 mg/dl（mmol/L）
5	97（5.4）
6	126（7.0）
7	154（8.6）
8	183（10.2）
9	212（11.8）
10	240（13.3）
11	269（14.9）
12	298（16.6）
13	326（18.1）

血糖检测

血糖检测是了解您糖尿病控制成功与否的另一个重要途径。可以用血糖仪来自测血糖，只需几秒钟即可。

血糖检测结果能够告诉您检测时的血糖水平。

血糖检测结果有助于您和糖尿病管理团队：

- 了解您的糖尿病治疗方案是否有效
- 确定如何调整治疗方案（比如，调整胰岛素的剂量或者减少食物的摄入量）
- 了解这些调整如何影响您的血糖水平

血糖仪

血糖仪是一个装有电池的电子设备，它能够从一小滴血中测出您的血糖水平，并且在一个小的显示屏上显示出血糖值。

大多数的血糖仪在使用时需要插入一张试纸条。插入试纸条后，用采血针从手指取一滴血，然后将其滴到试纸条上。这个试纸条上涂有一种能够和血液发生反应的化学物质，这种化学反应使得血糖仪能够测出您的血糖值。

通过血糖仪测血糖时要取一滴血。大多数的血糖仪取的都是指尖血。某些血糖仪也能取用前臂或者人体其他部位的血液。

血糖检测小贴士

- *试纸条要室温保存（46～86℉，或者8～30℃）*
- *试纸条要避光、干燥、密封保存*
- *不要使用过期的试纸条*

血糖控制目标

确保血糖达标能够帮助您更好地管理糖尿病。在制定血糖控制目标之前，您需要明确您的目标是多少。

不同检测时间的推荐血糖控制目标见下表。

您的糖尿病管理团队可能会基于您的健康需求帮您制定不同的控制目标。请把您的目标写在下表中"我的目标"一栏里。

检测时间	糖尿病患者 血糖控制目标	我的目标	正常人 （非糖尿病患者）
餐前	70～130mg/dl （3.9～7.2mmol/L）		<100mg/dl （5.6mmol/L）
餐后 1～2 小时	<180mg/dl （10.0mmol/L）		<140mg/dl （7.8mmol/L）
睡前	90～150mg/dl （5.0～8.3mmol/L）		

餐后每个人的血糖水平都会上升，您需要关注的是血糖升高的幅度。

对照您的血糖控制目标，检查检测结果。有时血糖水平会超出目标范围也是没问题的。您的血糖检测结果也不必要求得那么完美，努力做到让至少一半的血糖检测值在控制目标范围内就可以了。

如何测血糖

　　下文讲解了用血糖仪测血糖的步骤。您可以参考血糖仪说明书了解更多的信息。在使用血糖仪的过程中有任何问题，也可以拨打血糖仪上的免费电话进行咨询。

　　1. 先用肥皂和温水洗手，或用酒精（乙醇）擦手（不要用凝胶、泡沫或液体消毒剂），然后把手擦干。

　　2. 在采血笔上装上采血针。每次测血糖必须使用新的采血针。

　　3. 手臂下垂，甩动几下，使更多的血液流向手指部位。

　　4. 将试纸条插入血糖仪。

　　5. 用采血针在手指指腹的侧面采血。每次测血糖换用不同的手指。

　　6. 轻轻挤压或按摩手指，直到出现一滴血。

　　7. 把这滴血滴在试纸条上，然后等待血糖仪读出血糖值。

　　8. 在血糖记录本上记下这个血糖检测值（参考第9页）。

　　9. 把采血针丢在锐器收纳盒中。

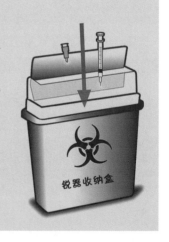

锐器的处理

　　您可以在医院药房或者药店买一个锐器收纳盒。一些药房或药店也会回收您用过的锐器收纳盒，并帮您处理掉。如果药房或药店不回收这些盒子的话，您可以联系垃圾回收人员或者当地相关的卫生机构。他们会告诉您，在您所在区域处理这些锐器的相关信息。

何时测血糖

多长时间检测一次血糖主要取决于您所用胰岛素的类型。您和您的糖尿病管理团队将会决定您应该在每天中的哪个时间点检测血糖。下表列出了目前常见的几个检测时间。

血糖检测时间	
胰岛素类型	检测时间
基础胰岛素(联合使用口服降糖药或者非胰岛素类注射药物)	● 早餐前 ● 餐前,以及正餐餐后1～2小时
预混胰岛素	● 每餐前 ● 睡前或夜宵前
基础胰岛素 + 餐时胰岛素	● 每餐前 ● 餐后1～2小时 ● 睡前或夜宵前(偶尔)

糖尿病记录本

检测血糖后,将检测值记录在您的糖尿病记录本上。如下所示:

日期	夜间血糖值	早餐			午餐			晚餐			睡前	
		血糖值*	药物	血糖值	血糖值	药物	血糖值	血糖值*	药物	血糖值*	血糖值	药物
6.5		159 (8.8)	二甲双胍 1000mg					138 (7.7)	二甲双胍 1000mg	181 (10.1)		甘精胰岛素10个单位
6.6		136 (7.6)						94 (5.2)		138 (7.7)		
6.7		126 (7.0)						169 (9.4)		199 (11.1)		

* 括号外的数值单位为 mg/dl,括号内的数值单位为 mmol/L

使用胰岛素

如果您的胰腺不能分泌足够的胰岛素，或者您体内的细胞产生了胰岛素抵抗，您就需要使用胰岛素。如果您正打算开始使用胰岛素，您可能会对第一次注射胰岛素有所顾虑。但大多数糖尿病患者都发现注射胰岛素其实并没有他们想象的那么可怕。

在您使用了一段时间的胰岛素之后，您可能会想了解一下胰岛素泵。胰岛素泵是一个类似于手机大小的、可以一直佩戴的小型设备。这个设备通过一个植入皮下的、细小的软管向人体输送胰岛素。

如果使用胰岛素泵的话，您就不需要再注射胰岛素了。胰岛素泵常用于1型糖尿病患者，但同时也可作为某些2型糖尿病患者的治疗选择。

胰岛素的类型

胰岛素主要有 2 种类型：基础胰岛素和餐时胰岛素。每种类型的胰岛素发挥的作用不同，您的糖尿病管理团队会帮您选择适合的胰岛素搭配方案。

基础胰岛素

基础胰岛素能够满足您夜间以及每餐和加餐之间的胰岛素需求。您应该在每天的同一时间使用基础胰岛素。基础胰岛素分为两类：

- *长效胰岛素*可以提供长达 24 小时的、相对稳定的胰岛素水平。某些长效胰岛素发挥作用的时间甚至更长。通常情况下您每天只需要使用一次长效胰岛素，但有些时候您可能需要每天使用两次。
- *中效胰岛素*，尤其是中效鱼精蛋白锌胰岛素（NPH），有时会作为基础胰岛素被使用。但中效胰岛素无法提供长达 24 小时稳定的胰岛素水平。因此，您每天需要使用两次中效胰岛素。

餐时胰岛素

餐时胰岛素提供您每餐所需的胰岛素。餐时胰岛素分为两类：

- *速效胰岛素*提供瞬时胰岛素。在餐前 15 分钟使用速效胰岛素。您的糖尿病管理团队也可能要求您在进食含有碳水化合物的零食 / 加餐之前使用速效胰岛素。您也可以用速效胰岛素来改善餐前或者生病时的高血糖。
- *短效胰岛素*较之速效胰岛素而言起效稍慢，但是在体内发挥作用的时间更长。您可以在餐前 30～45 分钟使用短效胰岛素。

预混胰岛素

预混胰岛素是基础胰岛素和餐时胰岛素的混合物。您需要在早餐前和晚餐前使用。

胰岛素的作用时间

下表列出了每类胰岛素的作用时间和强度。

胰岛素类型	胰岛素的分类 商品名（通用名）	起效时间	作用高峰期	作用持续时间
基础胰岛素	**长效胰岛素** 来得时（甘精胰岛素） 诺和平（地特胰岛素）	2 小时	全天平稳、 无峰	长达 24 小时
	Toujeo（甘精胰岛素 U300）	6 小时以上	无峰	24 小时或以上
	Tresiba（德谷胰岛素 U100/ U200）	9 小时以上	无峰	24 小时或以上
	中效胰岛素（NPH） 优泌林 N 诺和灵 N 诺和灵 /ReliOn N	2～4 小时	4～8 小时	10～16 小时
餐时胰岛素	**速效胰岛素** Apidra（赖谷胰岛素） 优泌乐（赖脯胰岛素 U100/ U200） 诺和锐（门冬胰岛素）	15 分钟	1～2 小时	3～4 小时
	短效胰岛素 优泌林 R 诺和灵 R 诺和灵 /ReliOn R	30～45 分钟	2～3 小时	4～8 小时

胰岛素类型	胰岛素的分类 商品名（通用名）	起效时间	作用高峰期	作用持续时间
预混胰岛素	**中效胰岛素 / 速效胰岛素** 优泌乐 25 优泌乐 50 （赖脯胰岛素精蛋白 / 赖脯胰岛素） 诺和锐 30 （门冬胰岛素精蛋白 / 门冬胰岛素）	15 分钟	1～2 小时 （之后 8 小时中等效果）	10～16 小时
	中效胰岛素（NPH）/ 短效胰岛素（常规） 优泌林 70/30 诺和灵 30R 诺和灵 ReliOn 70/30	30～45 分钟	2～3 小时 （之后 8 小时中等效果）	10～16 小时

胰岛素治疗方案

糖尿病管理团队会根据您的生活方式、日常活动、饮食习惯以及血糖水平为您推荐合适的胰岛素治疗方案。治疗方案的要点包括：

- 使用哪种胰岛素（您可能要使用不止一种胰岛素）
- 使用剂量
- 使用时间

制定胰岛素治疗方案的目的是尽可能地模仿正常人的胰岛素分泌过程。正常人的胰腺可以持续释放恒定的胰岛素以帮助人体调节血糖水平，在用餐或者吃零食时，胰腺还能释放额外的胰岛素。

1型糖尿病患者既需要注射基础胰岛素也需要注射餐时胰岛素。2型糖尿病患者可能需要其中的一种，也可能需要注射两种胰岛素，有时也需要联合使用口服降糖药或者非胰岛素类注射药物。

17页中列出了三种常见的糖尿病患者的胰岛素治疗方案。不同的方案在胰岛素的类型、使用时间、以及注射频率等方面不尽相同。

您的糖尿病管理团队会基于您的个体需求来制定胰岛素治疗方案。不存在所谓"标准剂量"的胰岛素，控制血糖水平所需要的剂量就是您应该使用的胰岛素剂量。

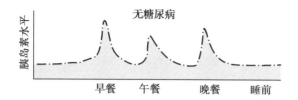

无糖尿病

胰岛素水平

早餐　午餐　晚餐　睡前

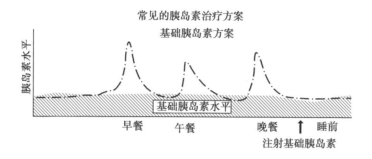

常见的胰岛素治疗方案
基础胰岛素方案

胰岛素水平

基础胰岛素水平

早餐　　午餐　　　晚餐　　睡前
　　　　　　　　　　　↑
　　　　　　　　注射基础胰岛素

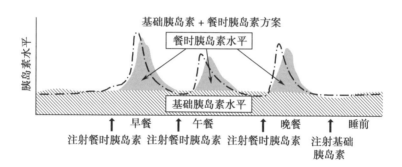

基础胰岛素 + 餐时胰岛素方案

胰岛素水平

餐时胰岛素水平

基础胰岛素水平

↑早餐　　↑午餐　　↑晚餐　　↑睡前
注射餐时胰岛素　注射餐时胰岛素　注射餐时胰岛素　注射基础
　　　　　　　　　　　　　　　胰岛素

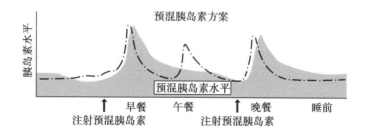

预混胰岛素方案

胰岛素水平

预混胰岛素水平

↑早餐　　午餐　　↑晚餐　　睡前
注射预混胰岛素　　　注射预混胰岛素

胰岛素的量取

您可以用胰岛素注射笔或注射器量取胰岛素的剂量。您也可以在一个注射器中量取两种不同类型的胰岛素（餐时胰岛素和中效胰岛素）。餐时胰岛素质地清澈，而中效胰岛素则相对浑浊。请参考下文中的相关信息。

用胰岛素注射笔量取胰岛素 *

1. 拔下胰岛素注射笔的笔帽，用酒精擦拭笔芯的橡皮塞（针头处）。

2. 如果是量取中效胰岛素或预混胰岛素的话，轻轻地滚动或旋转胰岛素注射笔 10 次，使胰岛素充分混匀。

3. 撕下针头上的纸质无菌封口，将针头旋紧在胰岛素注射笔上（每次注射时必须使用新的针头），拔掉针头上的针帽。

4. 调节胰岛素剂量至 2 个单位处。针头向上，握住胰岛素注射笔，推动笔末端旋钮直至针尖出现胰岛素液滴，这一步称为排气。

5. 调好需要的胰岛素剂量。

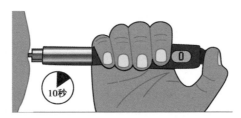

见步骤 6

6. 注射胰岛素。注射完毕后缓慢地从 1 数到 10，再将针头从皮肤拔出。

7. 每次注射后卸下针头，将其丢弃在锐器收纳盒中。

8. 戴上笔帽。

*使用胰岛素注射笔时请务必复习一下使用说明

用瓶子和注射器量取一种胰岛素 *

1．用酒精擦拭胰岛素瓶盖。

2．如果使用中效胰岛素或预混胰岛素（浑浊）的话，轻轻滚动或旋转瓶身将胰岛素充分混匀。

3．除去注射器的包装。

4．向下拉针栓，使注射器中抽入与所需胰岛素剂量相同体积的空气。

5．把注射器针尖插入胰岛素瓶中，用力向下推针栓使注射器中的空气进入瓶中。

6．倒置胰岛素瓶及注射器，确保针尖在胰岛素液面内。

7．下拉针栓后再向上推以排出注射器内的气泡。

8．下拉针栓至胰岛素剂量刻度，将针头从胰岛素瓶中拔出。

9．注射胰岛素。注射完毕后缓慢地从1数到10，再将针头从皮肤拔出。

10．每次注射后将注射器丢弃在锐器收纳盒中。

*每次注射时换用一个新的注射器

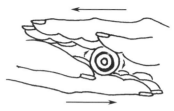

见步骤2

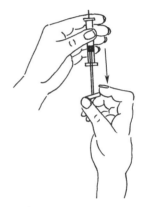

见步骤4

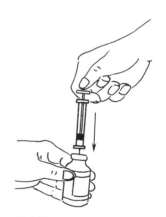

见步骤5

用瓶子和注射器量取两种胰岛素 *

1. 用酒精擦拭胰岛素瓶盖。

2. 轻轻滚动或旋转中效胰岛素瓶身（浑浊）使胰岛素充分混匀。

3. 除去注射器的包装。

4. 下拉针栓至所需中效胰岛素剂量刻度处，使注射器中抽入与所需中效胰岛素（浑浊）剂量体积相同的空气。

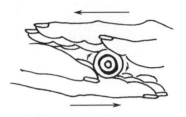

见步骤 2

5. 把注射器针头插入中效胰岛素（浑浊）瓶中。向下推针栓使注射器中的空气注入瓶中。

6. 将针头从胰岛素瓶拔出。

7. 下拉针栓至所需餐时胰岛素剂量刻度处，使注射器中抽入与所需餐时胰岛素（澄清）剂量体积相同的空气。

8. 把注射器针头插入餐时胰岛素（清澈）瓶中。向下推针栓使注射器中的空气注入瓶中。

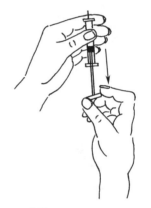

见步骤 4

9. 保持注射器针头在瓶子中，倒置胰岛素瓶和注射器，确保针尖在胰岛素液面内。

10. 下拉针栓后再向上推以排出注射器内的气泡。

11. 下拉针栓抽取所需餐时胰岛素的剂量。

*每次注射时换用一个新的注射器

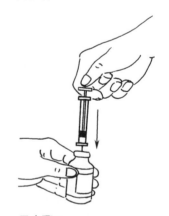

见步骤 5

12. 将针头从胰岛素瓶中拔出。

13. 把注射器针头插入中效胰岛素（浑浊）瓶中，倒置胰岛素瓶和注射器，确保针尖在胰岛素液面内。

14. 下拉针栓抽取胰岛素至胰岛素总量处（总的胰岛素剂量等于您需要的餐时胰岛素剂量和中效胰岛素剂量之和）。

15. 将针头从胰岛素瓶中拔出。

16. 注射胰岛素。注射完毕后缓慢地从1数到10，再将针头从皮肤中拔出。

17. 每次注射后将注射器丢弃在锐器收纳盒中。

备注：不要把来得时（甘精胰岛素）或者诺和平（地特胰岛素）与其他类型的胰岛素混合使用。

胰岛素混用小贴士

- 区分中效胰岛素（NPH）和餐时胰岛素的简便方法是：
  - 中效胰岛素（NPH）的质地是浑浊的
  - 餐时胰岛素是清澈的
- 在同一个注射器中混合两种胰岛素时，要严格按照先餐时胰岛素（R）后中效胰岛素（NPH）的顺序，这个步骤也称为"先清后浊"
- 如果在混合两种胰岛素时出现了错误，勿将胰岛素注回胰岛素瓶中，而应将抽吸好的胰岛素丢弃并重新更换注射器抽取

胰岛素的注射

　　您可能会用胰岛素注射笔或者注射器将胰岛素注入到皮下脂肪组织。目前使用的胰岛素注射笔和注射器的针头大多非常短，而且非常细小。这么小的针头所带来的疼痛对大多数人来说都不算什么。

胰岛素的注射部位

　　腹部是注射胰岛素最方便的一个部位，您也可以在身体的其他部位进行注射。下面的这张示意图列出了几个胰岛素注射的最佳部位。

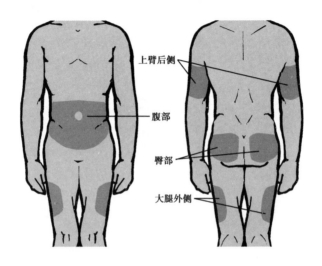

上臂后侧

腹部

臀部

大腿外侧

　　尽量轮换注射部位。比如，您这次在腹部右侧注射，下次就选择在腹部左侧注射。每次注射时要离上一次的注射部位 1 英寸（约 2.5cm）以上的距离。避免在瘢痕处注射，并且注射部位要与肚脐保持 1 英寸（约 2.5cm）以上的距离。

如何注射胰岛素

请遵照下文的指导，从而确保您每次注射了足够的胰岛素。

1. 如果您使用**胰岛素注射笔**，请如图中所示握住胰岛素笔：

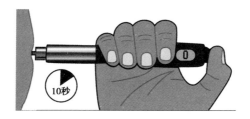

如果您使用**注射器**，请如图中所示捏住注射器：

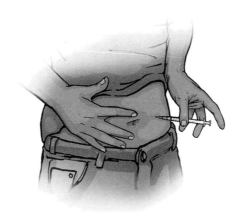

2. 将针头垂直扎入皮肤。

3. 向前按下胰岛素注射笔的按钮或者注射器的活塞完成注射，在拔出针头前缓慢地从1数到10。

4. 从皮肤内拔出针头，把针头或者注射器丢弃在锐器收纳盒中。

5. 在完成注射后，用手指轻轻地按压注射部位几秒钟，不要揉搓注射部位。

6. 在记录本或者其他记录工具上记录下这次胰岛素注射的剂量和时间。

胰岛素的保存

　　胰岛素的保存地点和存放时间主要取决于您所使用的胰岛素的种类，以及这些胰岛素是储存于一次性胰岛素注射笔、笔芯还是瓶子中。

胰岛素瓶的保存

　　未启用的胰岛素瓶需要保存在冰箱中（36～46℉或者 2～8℃），且最好在瓶身标识的有效期内使用。别忘了在您的冰箱中储存备用的胰岛素。

　　已经使用的胰岛素瓶可以在室温下（低于 86℉或者 30℃）或者冰箱中（36～46℉或者 2～8℃）保存。一旦胰岛素瓶被打开，里面的胰岛素就只能在限定的时间内使用了。记录下您启用一个新的胰岛素瓶的时间，并根据下表列出的时间丢掉已经打开了的瓶子。

胰岛素瓶	
商品名（通用名）	启用后的有效时间
Apidra（赖谷胰岛素） 优泌乐（赖脯胰岛素） 优泌乐 50 优泌乐 25 优泌林 70/30 优泌林 N 优泌林 R 来得时（甘精胰岛素） 诺和锐（门冬胰岛素） 诺和锐 30	28 天
诺和平（地特胰岛素） 诺和灵 30R 诺和灵 N 诺和灵 R 诺和灵 ReliOn 70/30 诺和灵 ReliOn N 诺和灵 ReliOn R	42 天

一次性胰岛素笔和笔芯的保存

未启用的一次性胰岛素笔和笔芯需要保存在冰箱中（36～46℉或者2～8℃），且最好在笔和笔芯外包装上标识的有效期内使用。别忘了在您的冰箱中储存备用的未使用过的一次性胰岛素笔或笔芯。

已经使用的一次性胰岛素笔和笔芯在室温下（低于86℉或30℃）保存，不要放在冰箱中。

一旦一次性胰岛素笔或笔芯被打开，里面的胰岛素就只能在限定的时间内使用了。记录下您启用一个新的胰岛素笔或者笔芯的时间，并根据下表列出的时间丢掉已经打开了的胰岛素笔和笔芯。

胰岛素笔和笔芯		
商品名（通用名）	类型	启用后的有效时间
Apidra（赖谷胰岛素）	一次性笔	28天
优泌乐（赖脯胰岛素）	笔芯、一次性笔	28天
优泌乐50	一次性笔	10天
优泌乐25	一次性笔	10天
优泌林70/30	一次性笔	10天
优泌林N	一次性笔	14天
来得时（甘精胰岛素）	一次性笔	28天
诺和平（地特胰岛素）	一次性笔	42天
诺和锐（门冬胰岛素）	笔芯、一次性笔	28天
诺和锐30	一次性笔	14天
Toujeo（甘精胰岛素U300）	一次性笔	28天
Tresiba（德谷胰岛素U100/U200）	一次性笔	56天

胰岛素使用的注意事项

为确保安全使用胰岛素,请遵照下列注意事项:

- 使用同一个品牌的胰岛素
- 储存备用的胰岛素
- 出现下列情况时,不要再继续使用:
  - ➢ 胰岛素在胰岛素笔或者瓶内发生粘黏或吸附
  - ➢ 胰岛素结块或者颜色发生改变
  - ➢ 过期的胰岛素
  - ➢ 储存在低于 32℉(0℃)或者高于 86℉(30℃)的胰岛素(因此,不要把胰岛素放在汽车内。)

低血糖

通常情况下，一天之中您的血糖水平会高高低低的波动。然而，有时您的血糖水平会降得过低。这种血糖过低的现象就叫做低血糖症。对于大多数患有糖尿病的成年人来说，血糖水平低于 70mg/dl（3.9mmol/L）就是低血糖了。

可能诱发低血糖的原因

- 饮食中摄入的碳水化合物比平常少
- 错过或推迟了用餐或加餐
- 身体活动量较平常更大
- 过量使用胰岛素

低血糖的症状

知道如何识别低血糖的症状是非常重要的。越早识别低血糖症状，您就能越早地采取措施纠正低血糖。

血糖水平较低时您可能会感觉到：

| 虚弱、颤抖或头晕眼花 | 出汗或皮肤湿冷 | 易激惹 | 意识不清 | 饥饿感 |

其他的低血糖症状还包括心跳加速、麻木或者嘴唇有刺痛感。

低血糖的处理

　　一旦感觉到血糖较低，就赶紧测一下血糖。如果您的血糖水平低于70mg/dl（3.9mmol/L）或者低于您的糖尿病管理团队给您确定的某个值，请遵循下面的"低血糖处理的15法则"来纠正低血糖。

　　不论何时，只要您的血糖水平低于70mg/dl（3.9mmol/L），即使您没有感觉到低血糖的症状，也请遵循"低血糖处理的15法则"。如果您已经出现了低血糖的症状，但是还不能马上测血糖的话，请进食15g（1份）碳水化合物并且尽快测量血糖。

> **低血糖处理的15法则**
>
> 1. 当您感觉到自己有低血糖症状时，请立即测血糖。
> 2. 如果您的血糖水平较低，请进食15g的碳水化合物。
> 3. 等待15分钟后再测一次血糖。
> 4. 如果您的血糖水平仍然较低，请再进食15g的碳水化合物。
> 5. 等待15分钟后再次测量血糖。如果有必要的话再进食15g的碳水化合物。
> 6. 如此3次后，如果您的血糖水平仍然较低，请联系您的糖尿病管理团队或者拨打120急救电话。

下表列出了纠正低血糖时可选择的碳水化合物。当您外出，如开车或者上班时，请记得随身携带一些含碳水化合物的食物。

纠正低血糖时可选择的碳水化合物 以下举例均代表 15g（1 份）碳水化合物	
½ 杯果汁或者市面上常见的饮料（不要选择低热量饮料）	3～4 块水果硬糖（不要选择无糖的）
1 杯牛奶	3～4 块葡萄糖片
5～6 块苏打饼干	1 个燕麦条

如果一周内您出现 2 次以上的低血糖，请联系您的糖尿病管理团队。频发的低血糖说明您的胰岛素使用剂量需要进行调整了。

低血糖处理小贴士

- 当您感觉血糖较低但无法测量血糖时，也要先缓解低血糖症状，以保证身体的安全，因为不及时纠正低血糖的后果是非常危险的。
- 在纠正了低血糖之后，务必要按照原定计划正常用餐或者加餐。
- 用于纠正低血糖的碳水化合物不纳入您日常饮食计划中碳水化合物的份数。
- 不要过度纠正低血糖。进食过多的碳水化合物会导致您的血糖水平升得过高。最好的办法是遵循28 页提到的"低血糖处理的 15 法则"。
- 在记录本或者其他记录工具上记录下每次低血糖时的血糖检测结果，备注可能的原因并和您的糖尿病管理团队进行讨论。

"低血糖"症状不等于低血糖

有时您出现了低血糖的症状，但是您的血糖水平并没有低于 70mg/dl（3.9mmol/L）。当体内的血糖水平快速下降的时候，您也会出现低血糖的症状。人体对血糖快速下降做出的这种反应和您真正发生了低血糖时的反应是一样的。

除非您的血糖水平低于 70mg/dl（3.9mmol/L）或者您的糖尿病管理团队给您确定的某个值，否则无须纠正这些症状。如果您感觉需要纠正这些症状，而血糖水平并没有低于 70mg/dl（3.9mmol/L）时，可以考虑进食半份（7～8g）碳水化合物，此时不需要进食 1 份（15g）碳水化合物。

糖尿病与驾驶安全

在血糖水平过低时开车是非常危险的。低血糖可能引起意识不清、视物模糊、反应迟缓、注意力不集中等症状，这些症状会使驾驶变得不安全。在驾驶时需要采取措施预防低血糖的发生。

开车前

如果在驾驶前 2～3 个小时内您没有进食碳水化合物的话，您需要在发动车子之前测量一下血糖。

- 如果您的血糖水平在 70mg/dl（3.9mmol/L）或以上，驾驶通常是安全的。
- 如果您的血糖水平低于 70mg/dl（3.9mmol/L），请按照 28 页提到的"低血糖处理的 15 法则"进行纠正。当您的血糖水平达到 70mg/dl（3.9mmol/L）或以上后，再等待 30～45 分钟，才能保证您能够安全地开车上路。

驾驶时

如果在驾驶时您感觉到有低血糖的症状，立即找一个安全的地方停车，并测量血糖。

- 如果您的血糖水平低于 70mg/dl（3.9mmol/L），请按照 28 页提到的"低血糖处理的 15 法则"进行纠正。当您的血糖水平达到 70mg/dl（3.9mmol/L）或以上后，再等待 30～45 分钟，才能保证您能够安全地开车上路。
- 如果需要长时间开车的话，您应该每 3～4 个小时再测量一次血糖。

记得在您的车里备上一些含碳水化合物的食物，以便您需要的时候能够用来纠正低血糖。葡萄糖片是一个不错的选择，因为它不受温度的影响。其他的选择还包括水果硬糖、燕麦条以及盒装果汁。

记住，不要把您的血糖仪、试纸条或者胰岛素落在车内，尤其是在温度特别高或者特别低的时候。

胰高血糖素的使用

血糖水平较低时需要通过进食碳水化合物来进行纠正。如果纠正不及时的话，低血糖可能会使您感到头晕、意识不清、晕倒或者癫痫发作。如果出现了这些症状中的任何一种，您可能就无法再自己进食碳水化合物了。这种情况下，需要有人帮您注射胰高血糖素。

胰高血糖素是一种激素，它能把肝脏储存的葡萄糖释放入血液中，使血糖水平升高。胰高血糖素只能在病人出现昏迷、癫痫发作、意识不清或者不能安全进食碳水化合物时使用。

胰高血糖素存放在试剂盒中。试剂盒中装有注射胰高血糖素时需要的所有用品，使用起来很方便。您的糖尿病管理团队可以给您开胰高血糖素试剂盒的处方。

如何使用胰高血糖素试剂盒

要仔细阅读胰高血糖素试剂盒上的说明书，如果有任何问题都可以咨询您的糖尿病管理团队。下文列出了胰高血糖素注射的指导原则：

1. 按照试剂盒上的说明将胰高血糖素混匀，吸入注射器中。

2. 把胰高血糖素注射入脂肪组织中，如臀部、大腿外侧、上臂后部或者腹部。

3. 注射了胰高血糖素后患者应该侧卧，以防止发生呕吐。

4. 15分钟后胰高血糖素发挥作用。

5. 如果15分钟后没有好转，请拨打120。

只要患者清醒过来，能够正常吞咽了，就应该进食少量的碳水化合物。胰高血糖素有时会引起胃部不适，您可以试着喝一些饮料，吃点儿苏打饼干或者面包干。

使用胰高血糖素试剂盒的小贴士

- 把胰高血糖素试剂盒存放在家中以及您经常待的其他地方,比如办公室或者学校。要确保您的家人、朋友和同事知道从哪里可以找到这个试剂盒。
- 教会您的家人、朋友和同事如何准备和注射胰高血糖素。有必要让他们练习给您注射一次胰岛素。记得要时不时地和他们复习这些胰高血糖素注射的指导原则。
- 如果您已经把胰高血糖素混匀了但是没有使用,就把混匀后的胰高血糖素扔掉。混匀后的胰高血糖素应即刻使用。
- 定期查看胰高血糖素试剂盒上的有效期,确保您使用的试剂在有效期内。

如果有人帮您注射了胰高血糖素,请联系您的糖尿病管理团队,共同讨论找出诱发这次严重低血糖的原因。

医疗信息卡

像人们日常佩戴手镯或项链一样,佩戴糖尿病医学标识物十分重要,这些信息可以让其他人知晓您患有糖尿病。

当您出现紧急情况时,医学标识物能提供医疗需求的关键信息。可以使用手机来存储医疗信息和紧急联系人的信息。

把这个信息以"紧急状况"的字样存储在手机上。把紧急信息存在手机上的同时仍需要佩戴医学标识物。

第三课

执行饮食计划

　　当您开始使用胰岛素后，执行饮食计划是很重要的。饮食计划告诉您每餐或者加餐时需要摄入多少碳水化合物。注射的胰岛素和进食的碳水化合物共同作用，使您的血糖水平控制在目标范围内。

　　营养师会和您一起基于您的生活方式和饮食习惯制订一个适合您的饮食计划。执行这个饮食计划是帮助您更好地控制糖尿病的重要环节。

　　如果您已经有了一个饮食计划，在下次和您的营养师或者糖尿病管理团队的成员碰面前，您可以继续执行这个计划。如果您现在还没有饮食计划，下面的这些信息可以帮助您制订一个自己的饮食计划。

含碳水化合物的食物

碳水化合物是食物中三种主要的营养素之一，另外两种分别是蛋白质和脂肪。含碳水化合物的食物对血糖的影响最大。

含碳水化合物的食物包括：

- 粮谷类（面包、谷物、意大利面、米饭和玉米面饼）
- 豆类（黑豆、红豆和白豆）
- 淀粉类蔬菜（玉米、豌豆和土豆）
- 水果和果汁
- 牛奶和酸奶
- 糖果和甜点
- 常见的饮料以及其他的含糖饮品

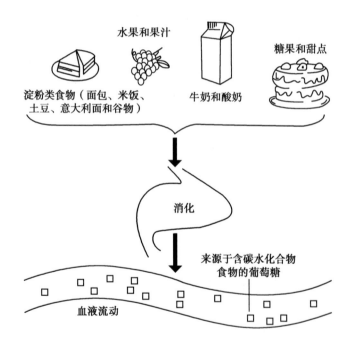

虽然碳水化合物使血糖水平升高，但不能将含碳水化合物的食物称为"坏"的食物。多数含碳水化合物的食物都对人体有益，每餐都应该包含碳水化合物。这些食物为人体提供能量，并且含有许多重要的营养素，如维生素、矿物质和膳食纤维。

碳水化合物的计数

　　碳水化合物的计数是反映您每餐或者加餐时摄入了多少碳水化合物的一种方法。可以通过两种方式进行计算：分别是计"份"法和计"克"法。

　　一份碳水化合物是指含有 15g 碳水化合物的一份食物。

一份碳水化合物的量=

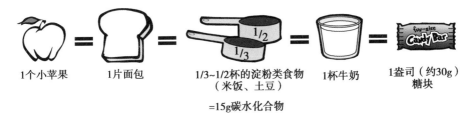

| 1个小苹果 | 1片面包 | 1/3~1/2杯的淀粉类食物（米饭、土豆） | 1杯牛奶 | 1盎司（约30g）糖块 |

=15g碳水化合物

　　每次您吃东西时应该计算总的碳水化合物份数或者克数。请看下面的例子。

- 1个小苹果等于 1 份（15g）碳水化合物。
- 2个小苹果等于 2 份（30g）碳水化合物。
- 1个大苹果等于 2 份（30g）碳水化合物。

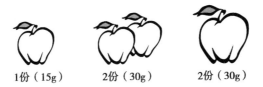

1份（15g）　　2份（30g）　　2份（30g）

了解食品标签

食品标签上含有计算碳水化合物的相关信息。请参考 39 页"营养成分表"了解更多的信息。计算碳水化合物时您需要知道：

- 每份食物的量
- 每个包装所含的食物份数
- 总的碳水化合物（以每份所含克数的形式列出）

有些人可能更喜欢用"克"来计算碳水化合物，而不是以"份"来计算。选用适合您自己的方法就可以了。如果您用份数来计算碳水化合物，可以参考下表把碳水化合物的克数转换为份数。

碳水化合物克数（g）		碳水化合物份数（份）
0～5	=	0
6～10	=	½
11～20	=	1
21～25	=	1½
26～35	=	2
36～40	=	2½
41～50	=	3
51～55	=	3½
56～65	=	4
66～70	=	4½
71～80	=	5

每份食物的量

食品标签上的所有信息都是基于每份食物的量列出的。如果您吃两份的话,您也就摄入了两倍的碳水化合物以及其他营养素和热量。

注意:此处列出的克数指的是每份的重量,而不是总的碳水化合物的重量。

每个包装所含的食物份数

这一项显示了每个食物包装内的总份数。

总碳水化合物

这一项显示了每一份中的碳水化合物的总克数。总碳水化合物包含了所有的淀粉、糖、膳食纤维以及糖醇。用这个数来计算碳水化合物。

膳食纤维

尽管膳食纤维对血糖几乎没有影响,但是也要把膳食纤维计入总的碳水化合物中。

营养成分表

每份食物的量 1块（36g）

每个包装所含的食物份数 6份

每份食物的量
卡路里 140　脂肪卡路里 25

	% 日需要量*
总脂肪 3g	5%
饱和脂肪 0.5g	3%
反式脂肪 0g	
胆固醇 5mg	2%
钠 110mg	5%
总碳水化合物 27g	9%
膳食纤维 2g	4%
糖 9g	
蛋白质 2g	16%

维生素A	15%	·　维生素C	0%
钙	20%	·　铁	10%

* 以每日摄入热量2000卡路里计算每日需要量的百分比,依据个人实际情况,日需要量有所不同:

	卡路里:	2000kcal	2500kcal
总脂肪	低于	65g	80g
饱和脂肪	低于	20g	25g
胆固醇	低于	300mg	300mg
钠	低于	2400mg	2400mg
总碳水化合物		300g	375g
膳食纤维		25g	30g

每克营养素产生的卡路里
脂肪 9　·　碳水化合物 4　·　蛋白质4

39

饮食计划

营养师会为您量身制定一个饮食计划。您的饮食计划可能需要不断地进行调整。

下表列出了每餐碳水化合物摄入量的一般原则。平均来说，饮食计划中每餐包含 2～4 份（30～60g）碳水化合物。根据您个人的目标和健康需求，您需要的碳水化合物可能会有所不同。为了满足营养需要，每餐至少应有 2 份（30g）碳水化合物。

每餐碳水化合物摄入量的一般原则

	减重时	保持体重	身体活动较多时
女性	2～3 份（30～45g）	3～4 份（45～60g）	4～5 份（60～75g）
男性	3～4 份（45～60g）	4～5 份（60～75g）	4～6 份（60～90g）

在一天内合理分配三餐和加餐，不要漏餐。如果要加餐，安排在正餐后 2 小时以上。48～49 页提供了一个加餐 / 零食的清单。

按照这些原则制定的饮食计划将会帮助您将血糖控制在目标范围内，并且能够在使用胰岛素或某些口服降糖药物的同时避免低血糖的发生。50～52 页提供了一些食谱例子，可以帮助您遵从这些饮食计划原则。

平衡碳水化合物摄入与胰岛素使用

　　饮食计划有助于保持摄入的碳水化合物和使用的胰岛素剂量之间达到平衡状态。如果您较平时摄入了更多的碳水化合物但是没有使用足够胰岛素，血糖水平就会升得过高；如果您没有摄入和胰岛素剂量相匹配的碳水化合物，血糖水平就会降得太低。当摄入的碳水化合物和使用的胰岛素剂量达到平衡，血糖水平既不会升得太高，也不会降得太低。

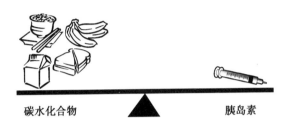

碳水化合物　　　　　　　　　　　胰岛素

胰岛素／碳水化合物比值

可以通过调整餐时胰岛素的剂量预防高血糖和低血糖的发生。您可以根据自己计划的碳水化合物摄入量调整胰岛素的剂量。胰岛素／碳水化合物比值给出了与碳水化合物摄入量相匹配的餐时胰岛素剂量。您的胰岛素／碳水化合物比值取决于个人的需要。

在使用胰岛素／碳水化合物比值之前，您应该做到：

- 至少一半的血糖检测结果达标
- 定期、精确地计算碳水化合物摄入量
- 了解胰岛素的作用机制以及高血糖和低血糖的原因

为确保您的胰岛素／碳水化合物比值能够切实起到作用，需要关注您自己在餐前以及餐后1～2小时的血糖检测结果。您的餐后血糖水平上升幅度不能超过50mg/dl（2.8mmol/L），餐后血糖水平也不应该下降。例如，如果您餐前血糖为100mg/dl（5.6mmol/L），那么餐后1～2小时您的血糖水平应该在100～150mg/dl（5.6～8.4mmol/L）之间。

如果餐后血糖水平上升幅度超过50mg/dl（2.8mmol/L）或者出现餐后血糖下降，就应该调整您的胰岛素／碳水化合物比值了。

在下面的例子中，胰岛素／碳水化合物比值为每1份（15g）碳水化合物，对应1个单位的餐时胰岛素。

- 如果晚餐摄入了4份（60g）碳水化合物，就使用4个单位的餐时胰岛素。
- 如果晚餐摄入了5份（75g）碳水化合物，就使用5个单位的餐时胰岛素。

如果您觉得自己能够根据食物摄入量调整胰岛素的剂量了，可以在糖尿病管理团队的帮助下确定您自己的胰岛素／碳水化合物比值。

食物摄入和胰岛素使用的指导原则	
胰岛素类型	指导原则
基础胰岛素(联合使用口服降糖药物或非胰岛素类注射药物)	• 如果您有饮食计划,这个计划可能不需要做太多的改动 • 一日三餐,每餐少量至中等量 • 通常不需要加餐,如果想要加餐的话,选择小份的
预混胰岛素(每天注射2次)	• 用餐时间要固定 • 每餐包含相同分量的食物 • 通常不需要加餐,如果想要加餐的话,选择小份的
基础胰岛素联合餐时胰岛素	• 刚开始时要使每餐中碳水化合物的量保持一致 • 逐渐地,可以试着调整碳水化合物的摄入量,并对餐时胰岛素的剂量进行调整 • 可以加餐,您可能需要增加胰岛素剂量来平衡加餐时摄入的碳水化合物

胰岛素与体重增加

刚开始使用胰岛素时您的体重可能会增加。这是由于使用胰岛素后改善了人体对葡萄糖的利用,弥补了由于高血糖导致的水分丢失。

如果您的体重持续增加,可能是因为您摄入的热量过多。可以通过以下几种方法控制体重的增加:

- 选择热量较低的食物,只吃中等分量的食物
- 限制高脂肪食物的摄入
- 增加身体活动量
- 只用 1 份(15g)碳水化合物纠正低血糖

如果您的胰岛素用量超过需要量,为了避免低血糖的发生,您也会进食更多的食物。如果您担心自己的体重,请和您的糖尿病管理团队沟通。

糖尿病与饮酒

外出就餐通常会喝酒。如果您喝酒，就有必要了解一下酒精对糖尿病和健康的影响。

酒精不能转化成葡萄糖，但是酒精能够阻止人体生成葡萄糖。喝酒时，尤其是空腹饮酒时，血糖水平会降得很低。

大多数中等大小的酒精类饮料含有 100～200kcal 的热量。酒精摄入过多，体内甘油三酯（三酰甘油）的水平也会升高。

安全饮酒指南

- 只在糖尿病病情得到良好控制时才可以饮酒
- 饮酒时要摄入碳水化合物，不空腹饮酒
- 饮酒要适量，女性 1 份推荐量，男性 2 份推荐量
- 了解低血糖的症状；饮酒后要多测几次血糖
- 佩戴医疗信息卡，因为人们很容易把低血糖误认为醉酒

如果您服用降糖药物二甲双胍，那么每天摄入的酒精应限制在不超过 2 份推荐量。在服用二甲双胍的情况下，饮酒过多会增加健康风险。

酒的种类	1 份推荐量	碳水化合物的克数（g）
普通啤酒	12 盎司*（约 360ml）	10～15（查看标签）
淡啤酒	12 盎司（约 360ml）	5～11（查看标签）
低度烈酒	1.5 盎司（约 45ml）	微量，极少量
高度烈酒	0.5 盎司（约 15ml）	18
葡萄酒	5 盎司（约 150ml）	微量，极少量

*1 盎司约等于 30ml

一些酒精类饮料，如普通啤酒含有碳水化合物能够升高血糖。因此，淡啤酒、含有减肥软饮和苏打水的混合饮料是更好的选择。

外出就餐时的健康选择

享受外出就餐乐趣的同时也可以很好地控制血糖，关键在于要按照饮食计划摄入碳水化合物。

餐馆中食物的份量通常比较大，而且含有较高的脂肪和热量。如果您经常在外用餐的话，可以考虑买一本标有您最喜爱吃的几样食物中碳水化合物和脂肪含量的参考书，也可以在您的智能手机或者其他设备的软件上下载这些信息，还可以通过网络在线找到某个连锁餐饮店食物的营养信息。

可以通过菜单中的信息来选择健康的食物。即便是擅长于计算碳水化合物含量的患者，也会觉得计算餐馆中食物的碳水化合物含量非常困难。例如，许多亚洲菜肴或者烧烤酱汁要么特别甜，要么特别浓稠，这里面都含有碳水化合物。大盘的沙拉可能包含几种碳水化合物，能够使血糖快速升高，比如油煎面包块、玉米片、豆类、水果干以及甜甜的酱汁。

选择低脂肪、低热量的菜通常是比较困难的，可以通过菜单中提供的信息来进行选择。

下表和 47 页的指导原则可以帮助您外出就餐享受美味的同时依然保持健康。

尽量选择	避免选择
熏制的食物	有脆皮的烘烤菜肴
烤的、烘焙的食物	裹上面包屑后烹制的食物
水煮的食物	抹黄油的食物
嫩煎的食物	奶油或奶酪酱
蒸熟的食物	油炸食物
	肉汁或蛋黄奶油酸辣酱
	味道重、咸的食物

控制热量，减少脂肪摄入　选择烘、烤、烧、蒸的菜肴；剥掉禽类食物的外皮，从肉中剔除掉可见的油脂；用烤土豆代替有脆皮的烘烤菜肴；减少向食物中添加黄油、人造黄油、酸奶油以及沙拉酱的量。

注意食物份量　可以考虑分餐制；只吃一半的饭量，或者要求服务员在您吃饭之前把一半的饭菜先打包；避免点大号或超大号的餐食；在吃自助餐时做出明智的选择：如果不能确定食物的分量，可以向服务员咨询。记住：永远不要为了在外就餐时多吃一些而刻意减少上一餐碳水化合物的摄入量。

选择您想要的　餐馆的服务宗旨是让您愉快的用餐，所以如果您想更换一些食物的搭配，请尽管向服务员提出要求。试试用沙拉或者水果来替换炸薯条。要求服务员把沙拉酱单独放在餐具边上，您自己动手加沙拉酱可能会让您吃得少一些。

吃得开心　偶尔多吃一些也是没有问题的，增加一点身体活动就会消化掉额外摄入的热量了。但如果您经常多吃的话，就要好好考虑一下原因何在了，应该提前做好计划避免这种情况经常出现。比如，如果吃比萨的时候您经常多吃，就可以先吃沙拉，再吃比萨。

为下一次就餐做准备　如果您经常在外用餐，并且觉得选择健康的食物或控制分量很困难的话，就要考虑少在外面用餐了。午餐时您可以自己带饭或者带一些零食。提前做好计划会帮助您抵挡住在休闲场所、自动售货机或者餐馆进食高碳水化合物、高脂肪食物的诱惑。

零食的选择

健康的饮食计划可以包含零食,如果您喜欢吃零食的话,可以和营养师一起讨论选择哪些零食。下面列出的这些零食含有 15g 的碳水化合物、低于 3g 的脂肪,以及不超过 250mg 的钠。选择不含反式脂肪的零食。

面包和饼干类

1 块切片面包

2 块白面包

½ 个小面包圈或者英式松饼

10 块薄饼干

6 块苏打饼干

10 个燕麦棒

½ 杯小点心饼干

3 块全麦饼干

奶类

6 盎司(约 180ml)的甜酸奶或原味酸奶(含有 11～20g 碳水化合物)

1 杯脱脂牛奶或脂肪含量 1% 的牛奶

½ 杯低脂的巧克力牛奶

水果类

1 小块新鲜水果

½ 根大香蕉

1 杯浆果、瓜果或者樱桃

½ 杯葡萄

½ 杯水果罐头

1 小盒的葡萄干(0.5 盎司,约 15g)

½ 杯天然苹果酱

小吃类食物

10～15 个烤土豆片

10 个烤玉米片

17 个小椒盐卷饼

3 杯淡味爆米花

¾ 杯脱水无糖谷物

½ 杯脱水含糖谷物

甜品类

½ 杯果冻

1 块水果雪糕

1 块雪糕

1/3 杯冻酸奶

½ 杯脱脂或低脂冰激凌

1 块米酥

1 个低脂燕麦棒(1 盎司,约 30g)

5～6 块香草威化饼干

3 块薄脆姜饼

8 块动物饼干

2 块夹心饼干

3 块硬糖

饮料类

½ 杯橙汁或葡萄汁

1 包无糖可可粉

12 盎司(约 360ml)拿铁咖啡,加脱脂牛奶

12 盎司(约 360ml)卡布奇诺咖啡,加脱脂牛奶

不含碳水化合物的食物(低碳水化合物/低热量食物)

下面这些零食通常被认为是不含碳水化合物的食物,因为这些食物中每份只含有不超过 5g 的碳水化合物,以及不足 20kcal 的热量。但这些食物中每份可能含有超过 250mg 的钠。如果按照下面列出的份量来吃的话,这些食物对血糖水平不会有太大影响。

- 泡菜、小茴香,1 大份
- 无糖冰棍,1 根
- 墨西哥辣酱,¼ 杯
- 新鲜蔬菜,1 杯
- 番茄汁或者蔬菜汁,½ 杯
- 无糖果冻
- 每份含有 5g 以下碳水化合物的饮料,包括减肥用软饮料、无糖饮料、茶饮料、苏打水、果蔬味的水,以及热/冰咖啡或茶

低碳水化合物食物

下面列出的这些零食中碳水化合物的含量都比较低。低碳水化合物的零食含有蛋白质和脂肪,而且每份食物的热量超过 20kcal。每份食物可能含 250mg 以上的钠。低碳水化合物食物对血糖水平没有太大影响。

- 煮、煎、炒鸡蛋
- 奶酪
- 脱脂干酪,½ 杯
- 淡奶酪,2 汤匙
- 豆酱,2 汤匙
- 煎蛋卷
- 黑橄榄或绿橄榄,不超过 5 个
- 拌有 1 汤匙花生酱的芹菜
- 生蔬菜,¼ 杯淡味蘸酱或者加 2 汤匙豆酱
- 坚果
    - ◇ 2 汤匙的大杏仁
    - ◇ ½ 杯的带皮花生或者 2 汤匙不带皮的花生
    - ◇ 25 粒开心果
    - ◇ ½ 杯带皮的瓜子或者 ¼ 杯不带皮的瓜子
- 生菜加 1 盎司(约 30g)瘦肉

食谱样例

女性减重用食谱

早餐

1 块切片全麦面包

花生酱

1 杯瓜果

咖啡

早餐

小个的蔬菜煎蛋卷

1 块切片面包

人造黄油

2 个小李子

茶

午餐

1 杯鸡肉蔬菜汤

½ 个火鸡三明治（1 块切片全麦面包）

1 个橘子

冰水

午餐

1 份低热量的冷餐

油拌沙拉，淡味蘸酱

减肥用软饮料

晚餐

烤鱼

½ 个中等大小的烤土豆

西蓝花

低脂酸奶油

1 杯草莓

1 杯脱脂牛奶

晚餐

1 杯砂锅菜

1 杯绿豆

1 杯脱脂牛奶

　　每餐含有 2～3 份（30～45g）的碳水化合物。每个食谱（1 份早餐、1 份午餐和 1 份晚餐）每天提供大约 1200kcal 的热量。要控制饮食中脂肪的摄入量，需要做到以下几点：

- 使用低脂的烹饪方法
- 可能的话选择脱脂或者低脂的食物
- 尽量少用添加脂肪
- 每餐只吃 2～3 盎司的熟肉（大约一副扑克牌大小，约 60～90g）或者其他蛋白质

男性减重用食谱 / 女性保持体重用食谱

早餐

1 杯燕麦片

1 杯脱脂牛奶

咖啡

早餐

1 块英格兰松饼

花生酱

1 杯淡酸奶

茶

午餐

1 杯辣椒

6 块苏打饼干

无糖果冻

1 杯瓜果

胡萝卜和芹菜条

无糖柠檬水

午餐

烤的鸡肉三明治（2 片面包）

1 杯低脂甘蓝沙拉

1 个小苹果

1 杯脱脂牛奶

晚餐

2 片蔬菜披萨

1 小份新鲜蔬菜

1 块中等大小的饼干

1 杯减肥用软饮料

晚餐

1½ 杯的砂锅菜

油拌沙拉, 淡味蘸酱

1 个小卷

1 杯减肥用软饮料

　　每餐含有 3～4 份（45～60g）的碳水化合物。每个食谱（1 份早餐、1 份午餐和 1 份晚餐）每天提供大约 1500kcal 的热量。要控制饮食中脂肪的摄入量，需要做到以下几点：

- 使用低脂的烹饪方法
- 可能的话选择脱脂或者低脂的食物
- 尽量少用添加脂肪
- 每餐只吃 2～3 盎司的熟肉（大约一副扑克牌大小, 约 60～90g）或者其他蛋白质

男性保持体重用食谱

早餐

3 块煎饼（每块 6 英寸大小，直径约 15cm）

加拿大培根火腿

无糖煎饼糖浆

人造黄油

½ 杯橙汁

咖啡

早餐

1½ 杯的干燕麦片

1 杯脱脂牛奶

1 块切片面包

人造黄油

茶

午餐

三明治（2 块切片全麦面包）

油拌沙拉，淡味蘸酱

1 个小苹果

2 块甜饼干

1 杯脱脂牛奶

午餐

小至中份的快餐汉堡

1 小份的炸薯条

减肥用软饮料

晚餐

1½ 杯的鸡肉炒菜

1 杯米饭

1 块饼干

茶

晚餐

4 盎司（约 120g）的牛排 / 肉排

中份的炸土豆配淡奶油

1 个小卷

油拌沙拉，淡味蘸酱

½ 杯葡萄

1 杯脱脂牛奶

每餐含有 4～5 份（60～75g）的碳水化合物。每个食谱（1 份早餐、1 份午餐和 1 份晚餐）每天提供大约 1800kcal 的热量。要控制饮食中脂肪的摄入量，需要做到以下几点：

- 使用低脂的烹饪方法
- 可能的话选择脱脂或者低脂的食物
- 尽量少用添加脂肪
- 每餐只吃 2～3 盎司熟肉（大约一副扑克牌大小，约 60～90g）或者其他蛋白质

第四课

身体活动与胰岛素

　　身体活动可以消耗葡萄糖，还能使人体细胞对胰岛素更加敏感。有时糖尿病患者在运动时会出现低血糖，为避免这一现象，可能会需要调整饮食计划或胰岛素计划，也可能两者均需调整。

　　使用胰岛素并不会影响您进行身体活动。事实上，一些奥运会运动员也在使用胰岛素。

预防身体活动时的低血糖

为了预防低血糖的发生，在进行中等强度身体活动时您每个小时应摄入
1～2份（15～30g）碳水化合物。要掌握低血糖的常见症状并且做到以下几点：

● 在开始身体活动前测血糖。

● 如果活动**前**您的血糖水平低于120mg/dl（6.7mmol/L），需要考虑在开
　始活动前摄入1份（15g）碳水化合物。

● 如果您的血糖水平高于300mg/dl（16.7mmol/L）或者有酮症，您的糖尿
　病管理团队可能会建议您先不要进行身体活动，待您的血糖水平得到
　改善后再开始活动（参考66～67页了解更多的有关酮症的信息）。

● 外出时记得随身携带一些含碳水化合物的食物，以防血糖水平突然降
　得太低。

● 佩戴医学信息卡。

● 最好带上手机，以便紧急情况下能够寻求帮助。

糖尿病管理团队可能会推荐您分别在活动后的1小时和2小时测一下血
糖，并在您的血糖记录本或者其他记录工具上记下血糖检测结果，以及身体
活动类型和持续时间。您越了解自己活动后的身体状况，就越能够更好地防
止低血糖的发生。

身体活动计划

身体活动能够降低血糖水平。但是只要提前做好计划，您依然可以进行身体活动。

为了预防身体活动期间血糖水平降得过低，您需要：

1. 增加碳水化合物的摄入量

2. 适量减少餐时胰岛素的剂量

3. 根据需要，以上两点也可同时进行

刚开始，大多数人会调整他们碳水化合物的摄入量。

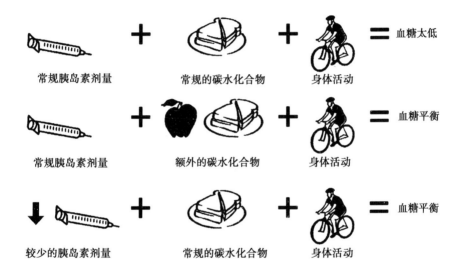

常规胰岛素剂量	常规的碳水化合物	身体活动	血糖太低
常规胰岛素剂量	额外的碳水化合物	身体活动	血糖平衡
较少的胰岛素剂量	常规的碳水化合物	身体活动	血糖平衡

身体活动时碳水化合物的调整

任何身体活动，甚至修剪草坪、上街购物、清扫房间或者打高尔夫球都有可能会导致低血糖。要预防低血糖的发生，您可能需要在活动开始前、进行中或者结束后增加碳水化合物的摄入。

回答下面这几个问题，确定您需要增加多少碳水化合物：

- 身体活动前您的血糖水平是多少？
- 身体活动强度或者难易程度如何？
- 这个身体活动会持续多长时间？

参考 57 页的表格来找到这些问题的答案。表格中的信息能够帮助您更好地开展身体活动。要确保在身体活动前和活动后检测一下血糖水平。分析这些检测结果是找到正确的碳水化合物调整方案的最佳途径。

碳水化合物的调整方案			
身体活动的持续时间和强度	活动前的血糖水平 mg/dl（mmol/L）		
	70～130 （3.9～7.2）	131～180 （7.3～10.0）	181～250 （10.1～13.9）
持续时间短，低强度 例如：30 分钟的瑜伽，慢走或者骑车	活动前增加 15g 的碳水化合物	无需调整	无需调整
持续时间中等，中等强度 例如：30～60 分钟的健步走，打网球，游泳或者慢跑	活动前增加 15g 的碳水化合物	无需调整	无需调整
持续时间中等，高强度 例如：30～60 分钟的跑步，高强度的有氧运动或者跆拳道	活动前增加 15～30g 的碳水化合物	活动前增加 15g 的碳水化合物	无需调整
持续时间长，中等强度 例如：60 分钟或以上的团体运动，骑自行车或者游泳 在活动开始后的每个小时、活动结束后、活动结束后的 1～2 小时，以及睡前再次测量血糖——重复测量是非常重要的，尤其是在尝试开展一项新的运动时	活动前增加 15g 的碳水化合物；根据血糖检测结果，必要时每活动 1 小时后增加 15g 的碳水化合物	活动前增加 15g 的碳水化合物；根据血糖检测结果，必要时每活动 1 小时后增加 15g 的碳水化合物	根据血糖检测结果，必要时每活动 1 小时后增加 15g 的碳水化合物

注意：这些指导原则只是给您一个基本的参考。碳水化合物的调整主要还是基于您的血糖检测结果和身体活动的需求

如果您感觉到有低血糖的症状，就参照 28 页的"低血糖处理的 15 法则"，将您的血糖水平控制达标后再开始运动。如果您不打算增加碳水化合物的摄入量，就要和您的糖尿病管理团队商量调整胰岛素的使用方案。

第五课

解决低血糖和高血糖的问题

　　监测血糖能够帮助您更好地了解糖尿病。当您血糖水平过低、过高、生病或住院时,管理自身的糖尿病就变得比较困难了。

　　记录下您的血糖水平以及引起高血糖或者低血糖的原因,这些记录能够帮助您和您的糖尿病管理团队更好地调整胰岛素的剂量。

利用血糖波动模式改善血糖控制

利用血糖波动模式来改善血糖控制,其过程包括了解血糖波动模式、找到造成血糖不达标的原因,以及采取措施促使血糖达标。血糖记录本等记录工具可以帮助您了解血糖波动的模式,这些模式有助于您适时调整胰岛素剂量。

为了掌握自己的血糖波动模式,先回答以下几个问题:

1. 您大多数的血糖检测结果都低于200mg/dl(11.1mmol/L)吗?

2. 您的血糖检测结果是否准确?

- 检测血糖前您洗手了吗?

- 您的胰岛素和试纸条是否正确保存了?

  ➢ 参考24～25页正确保存胰岛素的信息。

  ➢ 未启用的试纸条要在室温下(低于86℉或30℃)保存。

  ➢ 根据生产厂家提供的说明书使用胰岛素和试纸条。

3. 您的饮食是否定时定量?您是否规律的进行身体活动?

- 您能正确的计算每餐的碳水化合物摄入量吗?

- 您使用的胰岛素剂量正确吗?

如果以上问题您都回答"是"的话,您会更加清楚地了解自己的血糖波动模式。

评价血糖检测结果

血糖检测结果可以让您了解糖尿病治疗方案的效果如何。评价血糖检测结果，掌握自己的血糖波动模式有助于胰岛素类型的调整。

下面是几种评价血糖检测结果的方法：

1. 查看血糖记录本等记录工具：

● 用一种颜色标出血糖值较低的检测结果

● 用另一种颜色标出血糖值较高的检测结果

2. 从上往下地看一看，连续看 2～3 天的血糖检测结果，了解血糖不达标通常出现在一天中的哪个时间段。

3. 从左往右地看一看，从早到晚血糖检测结果波动的情况和规律。

从上往下看一看血糖波动模式

在您的血糖记录本上，从上往下找出一段连续的、血糖不达标的结果，您会发现不达标的情况总会出现在一天中的同一时间。这就是一种血糖波动模式。

- 在每天的同一时间连续出现 2 次低血糖结果是一种低血糖模式。
- 在每天的同一时间连续出现 3 次高血糖结果是一种高血糖模式。

下面这个例子展示了晚餐前出现的高血糖模式。

日期	夜间血糖值	早餐			午餐			晚餐			睡前	
		血糖值*	药物餐时	血糖值	血糖值*	药物餐时	血糖值	血糖值*	药物餐时	血糖值*	血糖值	药物基础
10-6		128 (7.1)	12 个单位		140 (7.8)	8 个单位		⟨174⟩ (9.7)	10 个单位	201 (11.2)		32 个单位
10-7		117 (6.5)	..	139 (7.7)		..		⟨199⟩ (11.1)	..			..
10-8		106 (5.9)	..		116 (6.4)	..	129 (7.2)	⟨183⟩ (10.2)	..			..

*括号外的数值单位为 mg/dl，括号内的数值单位为 mmol/L

从左往右看一看血糖波动模式

现在从左往右查看每一行的血糖检测结果，找到从早到晚血糖连续上升或者下降的情况。这是另一种类型的血糖波动模式。

下面这个例子展示了餐后到下一餐前血糖值下降了 40 个单位的情况。

日期	夜间血糖值	早餐			午餐			晚餐			睡前	
		血糖值*	药物餐时	血糖值*	血糖值*	药物餐时	血糖值*	血糖值*	药物餐时	血糖值*	血糖值	药物基础
6-3		104 (5.8)	12 个单位	140 (7.8)	89 (4.9)	10 个单位	115 (6.4)	69 (3.8)	12 个单位	131 (7.3)		32 个单位
6-4		89 (4.9)	..	146 (8.1)	91 (5.1)		134 (7.4)	82 (4.6)	..	125 (6.9)		..
6-5		95 (5.3)	..	129 (7.2)	76 (4.2)		105 (5.8)	64 (3.6)	..	127 (7.1)		..

*括号外的数值单位为 mg/dl，括号内的数值单位为 mmol/L

低血糖和高血糖的原因

　　影响血糖波动的因素主要有三个：胰岛素、碳水化合物以及身体活动。当这三个因素不平衡时，血糖水平就会升得太高或者降得太低。下表列出了几种常见的造成低血糖和高血糖的原因。

低血糖（低血糖症）的原因	高血糖（高血糖症）的原因
● 胰岛素（餐时胰岛素或基础胰岛素）用量过多 ● 碳水化合物的摄入量比平时少 ● 身体活动比平时多，并且没有增加碳水化合物的摄入量或减少胰岛素的剂量 ● 饮酒，并且没有摄入碳水化合物 ● 为了纠正高血糖，餐后加用了胰岛素	● 胰岛素（餐时胰岛素或基础胰岛素）用量不足 ● 碳水化合物的摄入量比平时多 ● 身体活动比平时少 ● 忘记使用胰岛素 ● 使用了过期或贮存不当的胰岛素 ● 情绪紧张，身体不适，如换工作或生病 ● 使用类固醇药物（如强的松或者可的松）

调整胰岛素改善血糖

一旦您找出了自己的血糖波动模式，就需要立即采取措施使血糖达标。调整胰岛素的剂量是改善血糖高低波动的最好方式。

下表可以帮助您调整胰岛素。

血糖高低波动出现的时间	需要调整的胰岛素
基础胰岛素联合口服降糖药物或者非胰岛素类注射药物	
早餐前	基础胰岛素
晚餐前	基础胰岛素
晚餐后	可能需要增加餐时胰岛素
中效胰岛素（NPH）联合短效胰岛素	
早餐前	晚餐或睡前胰岛素（NPH）
午餐前	早餐胰岛素（NPH 或短效胰岛素，取决于两餐之间的时间）
晚餐前	早餐胰岛素（NPH）
睡前	晚餐胰岛素（短效）
预混胰岛素	
早餐前	晚餐胰岛素
午餐前	早餐胰岛素
晚餐前	早餐胰岛素
睡前	晚餐胰岛素
基础胰岛素联合餐时胰岛素	
早餐前	基础胰岛素
晚餐前	基础胰岛素或午餐餐时胰岛素
早餐后、午餐后、晚餐后	餐时胰岛素

注意：您和糖尿病管理团队也应该考虑调整您的碳水化合物摄入量和身体活动水平

做出调整

一旦您确定了哪种胰岛素的剂量需要调整，您就可以开始着手改善血糖波动的情况了。调整时可以采用糖尿病管理团队的建议或者参考下面这些步骤：

1. 首先调整低血糖。
2. 每次只改变一种胰岛素的剂量。
3. 3～7天后，看一下这种调整是否能够改善低血糖。
4. 接下来调整高血糖。把胰岛素的剂量增加1～2个单位。
5. 3～7天后，看一下这种调整是否能够改善高血糖。

下表可以帮您计算出目前的胰岛素剂量需要增加或者减少多少单位。糖尿病管理团队可能会给您提供不同的胰岛素剂量调整方案。

当前剂量	改善低血糖	改善高血糖
≤10个单位	减少1个单位	增加1个单位
>10个单位	减少2个单位	增加2个单位

如果您已经对自己的胰岛素做出了2次以上的调整，但血糖水平仍然不达标的话，就要向您的糖尿病管理团队进行咨询了。

了解酮症

当体内的胰岛素不足、不能利用葡萄糖获取能量时，人体就会开始分解脂肪。

脂肪分解时会生成酮体。酮体是一种会在人体尿液和血液中聚积的酸性物质。这种聚集会迅速发生，引发一种严重的后果——糖尿病酮症酸中毒（DKA）。如果治疗不及时，糖尿病酮症酸中毒的后果会非常凶险。

何时检查酮体

出现下列情况时需要检查酮体。

- 您的血糖水平连续两次超过 300mg/dl（16.7mmol/L），并且您自己找不到原因。
- 生病的时候。参考 68～69 页获取更多信息。

如何检查酮体

可以采用尿液或血液检查酮体。

尿酮检查　用专用的试纸条测试您尿液中酮体的含量。大多数的医院或者药店可以买到这种试纸条。装试纸条的瓶子一经启用，要在 6 个月内使用完。超出有效期，这些试纸条就失效了。

血酮检查　某些血糖仪也可以测试血液中酮体的含量，只要用一张血酮检测试纸就可以做到。如果您有这种血糖仪的话，可以按照血糖仪的说明书进行血酮检查。

检测尿酮的步骤：

1．排尿时直接将尿液滴在尿酮试纸条上（或者将尿液留在一个杯子中，然后用试纸条蘸一下尿液）。轻轻地弹一下试纸条，甩掉多余的尿液。

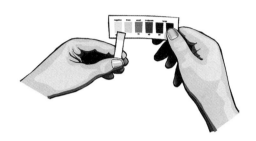

2．等待 15 秒。

3．将试纸条的颜色与试纸自带的或者在试纸包装盒上的色卡进行比对。

4．找到试纸包装盒上与试纸颜色相匹配的文字（阴性、微量、少量、中等量或大量），把这个检测结果写到您的糖尿病记录本等记录工具上。**正常情况下酮体检测结果应该是阴性**。

5．如果出现**微量到少量的酮体**，可能是因为您体内胰岛素不足，也可能是生病导致的胰岛素水平下降。如果您的尿酮检测结果在 24 小时内不能恢复成阴性的话，请在上班时间联系您的糖尿病管理团队，并和医生讨论增加您的胰岛素剂量。

6．如果出现**中等量到大量的酮体**，请立即与您的糖尿病管理团队联系。他们将会调整您的胰岛素剂量。

何时需要立即寻求帮助

　　下面列出了糖尿病酮症酸中毒的症状，如果您出现其中任何一种症状，请立即让人送您到医院急救中心或者拨打 120 急救电话。

- 严重的胃痛
- 呕吐或者腹泻超过 6 个小时
- 呼吸困难
- 吞咽困难超过 6 个小时
- 意识模糊或嗜睡
- 呼吸中有烂苹果味儿

生病时的注意事项

生病时，如患上感冒、流感或者感染时，您需要更加关注自己的糖尿病。任何疾病都会给您的身体带来额外的压力，并且会引起血糖升高。

生病时使用胰岛素是非常重要的，即使您生病时并没有吃太多的东西也要使用胰岛素。生病时需要每 2～3 小时检测并记录您的血糖和酮体的水平（参考 66～67 页了解更多有关酮症的信息）。

生病时胰岛素的使用指南

下表是生病时的胰岛素使用指南：

胰岛素类型	生病时胰岛素使用指南
基础胰岛素（联合口服降糖药或者非胰岛素类注射药物）	• **一定要使用常规剂量的基础胰岛素** • 如果不能摄入碳水化合物，就**不要**使用口服降糖药或者非胰岛素类注射药物。而当您能够进食碳水化合物时，下一次服药时就可以按照计划使用口服降糖药或者非胰岛素类注射药物
中效胰岛素（NPH）联合短效胰岛素（常规）或预混胰岛素	• 如果您能进食碳水化合物的话，就使用常规剂量的胰岛素 • 如果不能进食碳水化合物的话，联系您的糖尿病管理团队获取建议
基础胰岛素联合餐时胰岛素	• **一定要使用常规剂量的基础胰岛素** • 餐时胰岛素的剂量要和碳水化合物的摄入量相匹配 • 在需要用到校正因子时，如果血糖不达标，就在**餐前**使用校正因子。如果没有进食，就每 2～3 个小时用一下校正因子

尽可能地遵循您的饮食计划。生病的时候，营养有助于恢复健康。醒着的时候，每小时要喝 ½ 杯到 1 杯的含有 15g 碳水化合物的液体。下表给出了几个例子。

生病时可饮用的饮料 （1 份或者 15g 的碳水化合物）
1 杯运动饮料
½ 杯常见的软饮料（非低热量饮料）
½ 杯橙汁

除了喝含有碳水化合物的饮料外，您也可以喝不含碳水化合物的液体，如水、茶以及肉汤等。

当您感觉可以进食少量碳水化合物的时候，可以选择下表中列出的食物。

生病时可选择的食物 （1 份或者 15g 的碳水化合物）	
1 碗汤面或米饭	1 根冰棍（含糖）
6 块苏打饼干	½ 杯冰激凌或者冰冻酸奶
1 块切片面包	½ 杯果冻（含糖）

何时寻求帮助

出现下面的情况时，请联系您的糖尿病管理团队：

- 您无法自己确定胰岛素剂量
- 生病期间，不止一次的出现血糖低于 70mg/dl（3.9mmol/L）
- 血糖检测结果总是超过 300mg/dl（16.7mmol/L），并且您自己找不到原因
- 出现中等量或大量的酮体

住院时的注意事项

住院期间尽可能地保持血糖达标是很重要的。保持血糖达标有助于：

- 减少治疗时间
- 缩短住院天数
- 降低再次住院的风险

在住院期间，您可能要做到：

- 增加血糖检测频率（这样可以帮助糖尿病管理团队调整您的治疗方案）
- 增加胰岛素注射次数（以保持血糖达标）

预防糖尿病并发症

研究显示控制糖尿病有助于预防、推迟或延缓糖尿病并发症的发生和发展。

保持心脏健康

糖尿病增加了您患上心脏疾病的风险，所以保持心脏健康是很重要的。您为控制血糖做出的每一次努力都将有助于您的心脏健康。危害心脏健康的其他因素包括高血压、高血脂以及吸烟。

下图描述了每 1000 人在 10 年间心脏病发作的风险，每个小人代表 1 个病例。危险因素越多，您患上心脏疾病的风险就越大。

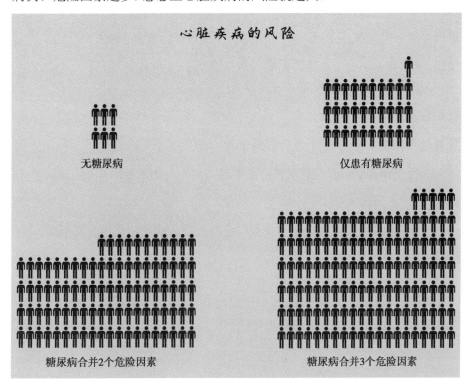

心脏疾病的风险

无糖尿病

仅患有糖尿病

糖尿病合并2个危险因素

糖尿病合并3个危险因素

评估心脏疾病的风险

看看您是否具有下列情况？

	是	否
糖化血红蛋白值≥7%*	☐	☐
没有服用他汀类药物**或**低密度脂蛋白胆固醇值≥100mg/dl*（2.6mmol/L）；如果同时患有心脏疾病，低密度脂蛋白胆固醇值≥70mg/dl（1.8mmol/L）	☐	☐
高密度脂蛋白胆固醇值≤40mg/dl*（1.0mmol/L，男性）或≤50mg/dl*（1.3mmol/L，女性）	☐	☐
甘油三酯≥150mg/dl*（1.7mmol/L）	☐	☐
血压≥140/90mmHg*	☐	☐
吸烟	☐	☐
每天吃含高脂肪、高饱和脂肪的食物	☐	☐
每天蔬菜和水果摄入少于 5 份	☐	☐
每周大部分时间都不运动	☐	☐
父母、兄弟姐妹中有 1 个或以上的男性在不到 55 岁时或有 1 个或以上的的女性在不到 65 岁时就发生了心脏病	☐	☐
有心脏病发作史	☐	☐
曾有过心脏病发作，并且最近一段时间没有和主治医生讨论胆碱酯酶受体抑制剂以及 β 受体阻滞剂等心血管药物的使用	☐	☐
绝经女性	☐	☐

注意：糖尿病管理团队可能会根据您的健康需求给出不同的目标值

针对上面的问题，您回答的"是"越多，您患心脏疾病的风险就越高。

心脏疾病的危险因素有些是不能改变的，比如家族史。但和生活方式相关的危险因素是可以被改变的。一旦了解了自身的危险因素，您就可以采取措施减少这些危险因素。请阅读下面这些保护心脏的建议。

保护心脏的小贴士：

- 不吸烟。
- 少吃含饱和脂肪的食物，并且不吃含有反式脂肪的食物（参考76页）。
- 用不饱和脂肪，如橄榄油或者坚果取代饱和脂肪（参考77页）。
- 多吃水果、蔬菜、全谷类食品、豆类，以及低脂奶制品。
- 每周吃2～3份的多脂鱼类。选择瘦肉和家禽。
- 少吃含盐量过高的食物，吃饭时不再使用餐桌上摆放的调料瓶增加额外的盐。
- 多进行身体活动。
- 减肥（如果需要的话），并且避免体重增加。
- 限制饮酒量。参考45页。
- 少吃甜品，少喝含糖饮料。
- 为了保护心脏，向糖尿病管理团队咨询他汀类药物的信息。
- 向糖尿病管理团队咨询每日使用阿司匹林是否会保护您的心脏。
- 缓解生活中的压力。如果自己解决不了压力和情绪问题，向您的糖尿病管理团队提出要求，给您转诊一位心理医生。

控制高血压

高血压，或称高血压病，是一种严重的健康风险。当血压升高的时候，血液的冲击力会损害血管壁。这种损害会形成斑块，增加了发生心血管事件和脑卒中的风险。高血压也会给心脏和肾脏造成损害，如果高血压控制不好会带来一系列的心脏和肾脏的健康问题。

定期检测血压。最好买一个血压计，这样您就可以在家测量血压了。一般情况下，血压越低，您的心脏和血管就会被保护得越好。

保持血压低于 140/90mmHg（或者遵循您的糖尿病管理团队给您提出的控制目标）。向营养师咨询减少饮食中钠（盐）含量的建议。如果饮食和身体活动不能帮助您控制好血压的话，您可能就需要使用一种或几种降压药物了。

管理血脂

胆固醇和甘油三酯都是脂肪类物质，统称为脂类。人体需要脂类以保证正常运行。肝脏可以合成胆固醇和甘油三酯。您也可以从摄入的食物中，如肉类、蛋类、奶酪、牛奶以及黄油中补充脂类。

被称为脂蛋白的小脂肪颗粒可以将胆固醇和甘油三酯运送至血液中。脂蛋白包含几种不同的种类。

低密度脂蛋白，通常被认为是"坏"的胆固醇。低密度脂蛋白把胆固醇和甘油三酯输送到人体的细胞中。这种胆固醇会在血管中生成一种斑块蜡状物质。这种斑块不断聚集就形成了"动脉粥样硬化"。动脉粥样硬化会损害血管，阻碍血液流动。控制低密度脂蛋白水平有助于保护心脏和血管。

如何控制低密度脂蛋白水平：研究表明他汀类的药物能够有效地降低低密度脂蛋白的水平，起到保护心脏和血管的作用。如果您的年龄在 40～75 岁之间，糖尿病管理团队可能会向您推荐使用他汀类药物。如果您不到 40 岁，或者已经超过 75 岁，可以同您的糖尿病管理团队一起讨论他汀类药物的使用。

　　少吃饱和脂肪酸、不食用反式脂肪酸、减轻体重、每周大多数时间都进行身体活动也是很重要的。饮食、身体活动以及他汀类药物三者相结合是控制低密度脂蛋白水平的最佳方式。

　　高密度脂蛋白，被称为"好"的胆固醇。高密度脂蛋白把胆固醇从细胞中运走。高密度脂蛋白水平高有助于保持血管健康。

　　如何改善高密度脂蛋白水平：每周的大多数时间都进行身体活动，同时减轻体重。

　　甘油三酯也是一种脂肪。患有 2 型糖尿病，且发生胰岛素抵抗的患者容易生成更多的甘油三酯。甘油三酯水平高会增加您患上心脏疾病的风险。

　　如何控制甘油三酯水平：减轻体重、少吃饱和脂肪酸、限制饮酒、保持血糖水平达标；按照您的饮食计划定量摄入碳水化合物；每周大多数时间进行身体活动。

　　全面的胆固醇检查（血脂谱）可以检测出胆固醇和甘油三酯水平。您需要空腹 10 个小时以后（可以喝水）再进行这项检查。把您的高密度脂蛋白胆固醇和甘油三酯检查结果写到下表中。

脂类	控制目标	我的结果	日期
高密度脂蛋白胆固醇	男性，>40mg/dl（1.0mmol/L） 女性，>50mg/dl（1.3mmol/L）		
甘油三酯	<150mg/dl（1.7mmol/L）		

　　注意：每个人情况不同，糖尿病管理团队也可能会给您制定不同的控制目标。不论您的低密度脂蛋白胆固醇水平为多少，治疗方案通常都需要包含他汀类药物以及饮食和身体活动，所以上表中没有列出低密度脂蛋白胆固醇的控制目标。

选择健康的脂肪

除了碳水化合物，脂肪也是人体获取能量的一个来源。另外，脂肪还是人体发挥正常功能所必需的，植物油、肉类、许多甜点、零食以及奶制品中都含有脂肪。

食物中的脂肪主要有以下两类：

不饱和脂肪会降低胆固醇水平，与饱和脂肪相比，选择不饱和脂肪更有益于心脏和血管健康。不饱和脂肪既可以是多元不饱和的，也可以是单不饱和的。不饱和脂肪在室温下通常是液态的。

饱和脂肪会升高胆固醇水平，对心脏和血管没有好处。饱和脂肪在室温下通常是固态的，且大多都来源于动物。

尽管不饱和脂肪优于饱和脂肪，但是所有类型的脂肪都含有较高的热量，摄入脂肪时要留意您的摄入量。

反式脂肪是另一种类型的脂肪。这种脂肪本身是液态的，但是在食品加工过程中会变为固态。反式脂肪对心脏有害。这种脂肪会升高低密度脂蛋白胆固醇，降低高密度脂蛋白胆固醇，这与您的健康需求背道而驰。食品标签上的"营养成分表"会告诉您某种食物中是否含有反式脂肪。部分氢化油是一种常见的反式脂肪。要选择不含有反式脂肪的食物。

营养成分表

每份食物的量　（36g）
每个包装所含的食物份数　1份

每份食物的量

卡路里　143	脂肪卡路里　25

	% 日需要量
总脂肪　3g	5%
饱和脂肪　0.5g	3%
反式脂肪　0g	
胆固醇　5mg	2%
钠　110mg	5%
总碳水化合物　27g	9%

脂肪的食物来源

单不饱和脂肪 （更健康）	多不饱和脂肪 （健康）	饱和脂肪 （不健康）	反式脂肪 （避免）
大杏仁	玉米油	培根肉	烘烤食品
鳄梨	人造黄油（不含反式脂肪）	黄油	油炸食品
芥花籽油	南瓜籽	奶酪	部分氢化油
多脂鱼	红花籽油	椰子油	油酥糕点
橄榄油	大豆坚果	奶油	人造黄油（含反式脂肪）
橄榄	大豆油	猪油	
花生酱 / 花生油	葵花籽	肥肉	
花生	胡桃	全脂牛奶	
山核桃		棕榈坚果油	
		酥油	
		酸奶油	

注意：为了您的健康，多选择单不饱和脂肪，少选择饱和脂肪，不吃反式脂肪。

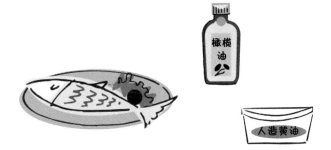

少吃脂肪、控制体重

我们摄入的脂肪既有额外添加的也有存在于食物中的。高脂肪膳食通常也含有较高的热量。高脂肪膳食不利于减肥或者保持体重。

人工添加的脂肪可以是我们自己加入食物中的，也可以是我们买回来的食物本身就已经添加了的。我们自己添加的脂肪包括黄油、调味品或者酸奶油。餐馆的食物、食品公司生产的食品中所添加的脂肪很难被发现，比如薯片、油酥糕点、油炸食品，以及奶油意大利面沙拉或调味酱。

隐藏的脂肪是食物本身的一个组成部分，例如奶酪、肥肉，以及全脂牛奶。

少吃脂肪的方法

- 每餐摄入的脂肪限制在1～2份。每份的大小在饮食计划中已列出。
- 不选择已经添加了脂肪的食物。看一下您的食物，考虑用低脂的替代食品，如：
  - ➢ 用烘烤的小吃代替油炸的小吃
  - ➢ 用红酱代替酸奶油
- 每天肉和蛋白质的摄入量不超过8盎司（约240g）。可能的话尽量选择瘦肉（后腿肉、里脊、侧或腰部）、减脂奶酪以及低脂奶制品。

79页列出了一些高脂食物的低脂替代品。

高脂的食物	低脂的食物
全脂牛奶	脱脂牛奶
常见的奶酪或松软干酪	部分脱脂奶酪或低脂松软奶酪
常见的酸奶油	淡味或低脂的酸奶油
黄油或固体蔬菜酥油	人造黄油、食用油或烹饪喷雾
常见的沙拉调料	淡味或低脂的沙拉调料
炸薯条、薯饼或烩土豆	土豆泥、烤土豆或甜土豆
炒饭	蒸白米饭或糙米饭
鸡肉沙拉三明治或者炸鸡胸肉三明治	烤鸡肉或鸡胸肉三明治
香肠、腊肠、炸鸡或炸鱼	去皮的火鸡或鸡胸脯肉、烤鱼
土豆条	椒盐卷饼
普通蛋黄酱做的意大利面沙拉	低脂蛋黄酱或者橄榄油做的意大利面沙拉

低脂烹饪方法

- 烘、焙、烧烤肉类
- 使用不粘锅
- 使用肉汤或白酒炒制食物
- 使用烹饪喷雾代替食用油
- 烹饪前去掉肉中的油脂
- 剥去鸡/火鸡皮,或者买无皮的白切鸡

烟草使用、糖尿病和心脏健康

如果您吸烟的话，请马上戒烟。您可以为您的糖尿病和心脏做的最好的事情之一就是不吸烟。糖尿病患者使用烟草制品尤其危险，而且，吸烟和糖尿病也会增加罹患心脏疾病的风险。

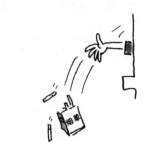

吸烟使血管变得狭窄，进而使得进入心脏和四肢的血流减少，而这会增加患并发症的风险。

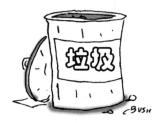

预防其他并发症

下面是有助于预防或者延缓并发症发生的一些办法：

关注大脑功能　保持血糖水平大多数时间内达标能够预防大脑功能退化和记忆丧失。

肾脏疾病（肾病）　每年进行一次尿微量白蛋白检测和肾小球滤过率检测能够帮助检查肾脏的功能。

眼部疾病（视网膜病）　每年做一次散瞳眼底检查。出现任何视力变化都要告知您的医护人员。

足部神经损害（神经疾病）　请您的糖尿病管理团队定期为您做足部检查，足部感觉发生任何改变都要告知他们。每天检查足部，尽早发现皮肤变化和破溃。穿大小合适的袜子和舒适的鞋子以保护足部。

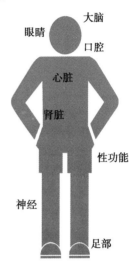

其他神经损伤　神经疾病也会引起胃、肠、膀胱以及性功能的问题。如果您有任何不适，请告知您的糖尿病管理团队。

口腔健康问题　每 6 个月做一次牙科检查。每天刷两次牙并用牙线清洁牙齿。口腔、牙龈、牙齿有任何不适或变化都要告知您的牙科医生。

注意：糖尿病管理团队可能会基于您的健康需求制定不同的体检计划。

计划怀孕

对女性糖尿病患者来说，怀孕前最重要的就是：至少在怀孕前的 3 个月让糖化血红蛋白达标或接近目标。血糖控制较好就意味着宝宝在发育的前 8 周不会暴露在较高的血糖水平之下，在这个阶段未暴露在高糖环境就会降低发生出生缺陷的风险。

展望未来

患有糖尿病也可以享受美好生活，但是需要付出一些努力，而这些付出都是值得的。当您第一次开始注射胰岛素时，您已经为管理自身糖尿病迈出了关键的一步。请记住，要达到目标需要花上一段时间，要对自己有耐心。日积月累，您做出的这些改变将会成为您日常生活的一部分。

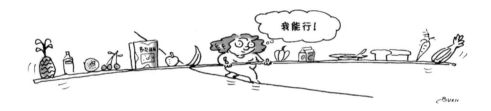

不要怕麻烦家人和朋友，他们都是您最坚强的后盾。

您也可以考虑参与到糖尿病科研项目中来。科研人员在不断地寻求治愈以及更好地管理糖尿病的方法的过程中，也需要糖尿病患者的协助。科研项目通常会免费提供临床实验室检查、药物以及系统的糖尿病教育。您因参加项目而付出的时间和交通费用等也可以得到一些小小的补偿。如果研究结果能够改善糖尿病的治疗效果，您也会因为参与其中而感到非常自豪。在这个过程中，您既帮助了自己，也帮助了他人。

祝您健康！

附　录

其他糖尿病药物

　　除了胰岛素以外，还有很多其他的治疗糖尿病的药物。有些患者会将这些药物和胰岛素联合使用。制药企业也在不断的研发新型的糖尿病药物。

口服降糖药

　　磺脲类药物能够刺激胰腺释放更多的胰岛素。

商品名	通用名	常用剂量
亚莫利	格列美脲	1～8mg，每日 1 次，餐时使用
格列吡嗪	格列吡嗪	2.5～20mg，每日 1～2 次，餐前半小时使用
瑞易宁	格列吡嗪（缓释片）	5～20mg，每日 1 次，餐时使用
格列本脲	格列本脲	2.5～10mg，每日 1～2 次，餐时使用
格列本脲微粉片剂	格列本脲（微粒）	1.5～6mg，每日 1～2 次，餐时使用

　　格列奈类药物能够促进胰腺短暂地分泌更多的胰岛素。

商品名	通用名	常用剂量
诺和龙、孚来迪	瑞格列奈	1～4mg，每日 2～4 次，餐时使用

　　D-苯丙氨酸衍生物类药物能够促进胰腺短暂地分泌更多的胰岛素。

商品名	通用名	常用剂量
唐力	那格列奈	60～120mg，每日最多 3 次，餐时使用

双胍类药物能够阻止肝脏生成更多的葡萄糖，并且促进人体更好地利用胰岛素。

商品名	通用名	常用剂量
格华止	二甲双胍	1000mg，每日2次，餐时使用
格华止缓释片	二甲双胍（缓释片）	2000mg，每日1次，晚餐时使用
Riomet	二甲双胍口服液	1000mg（10ml），每日2次，餐时使用
Glumetza	二甲双胍缓释片	2000mg，晚餐时使用

噻唑烷二酮类能够提高肌肉细胞和脂肪细胞对胰岛素的敏感性。

商品名	通用名	常用剂量
艾可拓	吡格列酮	15～45mg，每日1次

α- 糖苷酶抑制剂能够减缓碳水化合物的吸收。

商品名	通用名	常用剂量
阿卡波糖	阿卡波糖	25～100mg，每日3次，餐时使用
米格列醇	米格列醇	25～100mg，每日3次，餐时使用

二肽基肽酶 -4（DPP-4）抑制剂能够促进胰岛细胞更好地发挥功能。

商品名	通用名	常用剂量
捷诺维	西格列汀	100mg，每日1次
安立泽	沙格列汀	2.5～5mg，每日1次
欧唐宁	利格列汀	5mg，每日1次
尼欣那	阿格列汀	25mg，每日1次

钠葡萄糖协同转运蛋白 -2 抑制剂能够促使尿液排出更多的葡萄糖。

商品名	通用名	常用剂量
Invokana	卡格列净	100mg 或 300mg，每日 1 次，早餐前使用
安达唐	达格列净	5mg 或 10mg，每日早上 1 次，随餐使用或空腹使用
Jardiance	艾帕列净	10mg 或 25mg，每日早上 1 次

　　复方制剂　在一片药中包含了两种或以上的药物。很多糖尿病药物都以复方制剂的形式出现。您对复方制剂有任何疑问都可以咨询您的糖尿病管理团队。

非胰岛素类注射药物

非胰岛素类注射药物主要通过以下方式阻止餐后血糖水平升高：

- 促使胰腺在餐后生成更多的胰岛素
- 减缓食物从胃进入小肠的速度

非胰岛素类注射药物会减少人的饥饿感，大多数使用此药的患者都能降低一些体重。

当您第一次使用这种非胰岛素类注射药物时，您可能会感到恶心反胃。这种副作用通常会在用药后的几周内消失。

参考下表获取更多关于这种药物的信息。

商品名	通用名	常用剂量
百泌达	艾塞那肽	开始 5μg，增加到 10μg；每日 2 次，餐前 1 小时使用
Bydureon	艾塞那肽缓释剂	2mg，每周 1 次
诺和力	利拉鲁肽	开始 0.6mg，增加到 1.2mg 或 1.8mg，每日 1 次
Tanzeum	阿必鲁肽	30mg，每周 1 次；可以增加到 50mg，每周 1 次
Trulicity	杜拉鲁肽	0.75mg，每周 1 次；可以增加到 1.5mg，每周 1 次
Symlin（适用于 1 型糖尿病患者，及使用餐时胰岛素的 2 型糖尿病患者）	普兰林肽	**2 型糖尿病**：开始 60μg，每餐使用，增加到 120μg **1 型糖尿病**：开始 15μg，每餐使用，每次增加 15μg，每餐使用，最多增加到 60μg 餐前使用。一旦使用，将平时使用的餐时胰岛素剂量减半

成人糖尿病患者随访计划

检查项目	频率	目标
糖化血红蛋白	每3～6个月1次	<7%
血压	每次随访时检查	<140/90mmHg
足部外观检查	每次随访时检查	正常
牙科检查	每6个月1次	正常
低密度脂蛋白胆固醇	每年1次或者遵医嘱	使用他汀类药物
高密度脂蛋白胆固醇	每年1次或者遵医嘱	男性，>40mg/dl（1.0mmol/L）；女性，>50mg/dl（1.3mmol/L）；
甘油三酯	每年1次或者遵医嘱	<150mg/dl（1.7mmol/L）
足部全面检查	每年1次	正常
散瞳眼底检查	每年1次或遵医嘱	正常
肾功能 ● 尿微量白蛋白检查 ● 肾小球滤过率检查	 每年1次或遵医嘱 每年1次或遵医嘱	 <30mg/g Cr >60ml/（min·1.73m^2）
流感疫苗	每年1次	全人群（过敏者除外）
乙肝疫苗	遵医嘱	19～59岁，每人注射3针；60岁及以上，参照糖尿病管理团队的指导
肺炎疫苗	遵医嘱	注射1次；65岁及以上参照糖尿病管理团队的指导重复注射
促甲状腺激素检测（甲状腺功能）	遵医嘱	正常范围依实验室检测方法而定

注意：糖尿病管理团队可能会根据您的健康需求给出不同的目标值

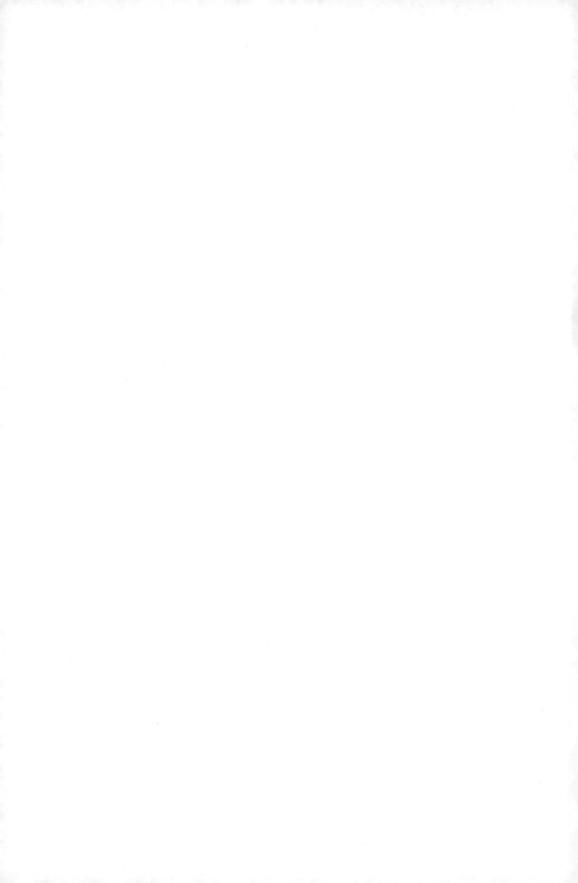